Sprachdiagnostik im Kindesalter

Kompendien Psychologische Diagnostik
Band 15

Sprachdiagnostik im Kindesalter

Prof. Dr. Franz Petermann, M.Sc.-Psych. Jessica Melzer,
Dr. Julia-Katharina Rißling

Herausgeber der Reihe:

Prof. Dr. Franz Petermann, Prof. Dr. Heinz Holling

Franz Petermann
Jessica Melzer
Julia-Katharina Rißling

Sprachdiagnostik im Kindesalter

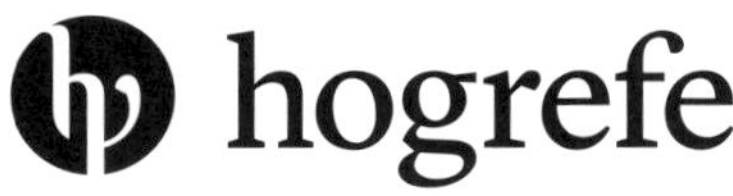

Prof. Dr. Franz Petermann, geb. 1953. 1972–1975 Studium der Mathematik und Psychologie in Heidelberg. Wissenschaftlicher Assistent an den Universitäten Heidelberg und Bonn. 1977 Promotion. 1980 Habilitation. 1983–1991 Leitung des psychosozialen Dienstes der Universitäts-Kinderklinik Bonn, gleichzeitig Professor am Psychologischen Institut. Seit 1991 Lehrstuhl für Klinische Psychologie und seit 1996 Direktor des Zentrums für Klinische Psychologie und Rehabilitation der Universität Bremen.

M.Sc.-Psych. Jessica Melzer, geb. 1988. 2008–2013 Studium der Psychologie an den Universitäten Bremen und Bielefeld. 2013–2015 Stipendiatin am Zentrum für Klinische Psychologie und Rehabilitation der Universität Bremen, seit 2015 wissenschaftliche Mitarbeiterin. Arbeitsschwerpunkte: Mehrsprachigkeit und Pragmatik im Vor- und Grundschulalter.

Dr. Julia-Katharina Rißling, geb. 1985. 2006–2011 Studium der Psychologie an der Universität Bremen. 2015 Promotion. Seit 2011 wissenschaftliche Mitarbeiterin am Zentrum für Klinische Psychologie und Rehabilitation der Universität Bremen. Arbeitsschwerpunkte: Sprachdiagnostik und Sprachförderung bei Kindern im Vor- und Grundschulalter.

Bibliografische Information der Deutschen Nationalbibliothek
Die Deutsche Nationalbibliothek verzeichnet diese Publikation in der Deutschen Nationalbibliografie; detaillierte bibliografische Daten sind im Internet über http://dnb.dnb.de abrufbar.

Hogrefe Verlag GmbH & Co. KG
Merkelstraße 3
37085 Göttingen
Deutschland
Tel.: +49 551 999 50 0
Fax: +49 551 999 50 111
E-Mail: verlag@hogrefe.de
Internet: www.hogrefe.de

Satz: Matthias Lenke, Weimar
Druck: Hubert & Co, Göttingen
Printed in Germany
Auf säurefreiem Papier gedruckt

1. Auflage 2016

(E-Book-ISBN [PDF] 978-3-8409-2756-0; E-Book-ISBN [EPUB] 978-3-8444-2756-1)
ISBN 978-3-8017-2756-7
http://doi.org/10.1026/02756-000

Vorwort der Herausgeber

Die Methoden der Psychologischen Diagnostik dienen der Erhebung und Aufbereitung von Informationen, um begründete Entscheidungen zu treffen. Heute bietet die Psychologische Diagnostik ein großes Spektrum an Erhebungsverfahren, das von systematischen Ansätzen zur Befragung und Beobachtung bis zum Einsatz psychometrischer Tests und physiologischer Methoden reicht. Immer schwieriger wird die gezielte Auswahl geeigneter Verfahren und die Kombination verschiedener Ansätze im Rahmen einer ökonomischen Diagnosestrategie.

Unsere Buchreihe möchte aktuelles Wissen über diagnostische Verfahren und Prozeduren zur Weiterentwicklung der Psychologischen Diagnostik zusammenstellen. Wir als Herausgeber der Buchreihe erwarten, dass zukünftig die Kompetenzen der Psychologischen Diagnostik verstärkt nachgefragt werden. Es handelt sich hierbei um Basiskompetenzen psychologischen Handelns, denen in den letzten beiden Jahrzehnten im deutschen Sprachraum vermehrt Aufmerksamkeit geschenkt wurde. Zukünftig sollten Problemanalysen und Problemlösungen noch stärker auf dieses gut fundierte Fachwissen der Psychologie zurückgreifen.

Die einzelnen Bände dieser Reihe konzentrieren sich jeweils auf spezifische psychologische Themengebiete wie zum Beispiel Rechenstörungen oder aggressives Verhalten. Durch diese Spezifikation können diagnostische Fragen im Rahmen der einzelnen Themen intensiver als in der Standardliteratur abgehandelt werden. Zudem kann eine engere Verbindung zwischen theoretischen Grundlagen und den diagnostischen Fragestellungen erfolgen.

Diese Reihe möchte dem Praktiker eine Orientierung und Vorgehensweisen vermitteln, um in der Praxis eine optimale Diagnosestrategie zu entwickeln. Kurzgefasste Übersichten über die aktuellen Trends, praxisnahe Verfahrensbeschreibungen und Fallbeispiele erleichtern auf verschiedenen Ebenen den Zugang zum Thema. Ziel der Reihe ist es somit, die diagnostische Kompetenz im Alltag zu erhöhen. Dies bedeutet vor allem

- diagnostische Entscheidungen zu verbessern,
- Interventionsplanungen besser zu begründen und
- in allen Phasen der Informationsgewinnung die Praxiskontrolle zu optimieren.

Unser Anspruch besteht darin, bestehende Routinen der Psychologischen Diagnostik kritisch zu durchleuchten, Bewährtes zu festigen und neue Wege der Diagnostik, zum Beispiel im Rahmen computerunterstützter Vorgehensweisen und neuerer testtheoretischer Ansätze, zu etablieren.

Mit unserer Buchreihe möchten wir schrittweise und systematisch verschiedene Anwendungsbereiche der Psychologischen Diagnostik bearbeiten. Pro Jahr sollen zwei Bände publiziert werden, wobei jeder Band etwa 120 bis 180 Druckseiten haben soll.

Folgende Bände sind in Vorbereitung:

Familienrechtliche Diagnostik
Diagnostik von Traumafolgestörungen
Demenzdiagnostik

Wir wünschen uns hierzu einen intensiven Austausch mit unseren Lesern.

Bremen und Münster, im April 2016

Franz Petermann
und *Heinz Holling*

Inhaltsverzeichnis

Vorwort

In den letzten Jahren nahm durch die Diskussion über Bildungschancen und die Bedeutung der Erziehung im Kindergarten auch die Bedeutung der Sprachdiagnostik und Sprachförderung zu. Sprache und Sprachfertigkeiten sind der Schlüssel zur Teilnahme an unserer Gesellschaft und für einen guten Schulerfolg. Auch soziale und emotionale Kompetenzen im Kindesalter werden sprachlich vermittelt und können sich ohne sprachliche Kompetenz kaum hinreichend entwickeln.

Das vorliegende Kompendium bildet die Entwicklungen zur Sprachdiagnostik in den letzten 15 Jahren im deutschen Sprachraum ab. Eine große Vielzahl von diagnostischen Erhebungsverfahren sind in diesem Zeitraum neu entstanden oder wurden weiterentwickelt. Die Qualitätsstandards im Rahmen der Entstehung von Sprachtests haben sich in den letzten Jahren deutlich verbessert, was sich vor allem in den in jüngster Zeit veröffentlichten Verfahren in positiver Weise bemerkbar macht. Aktuell sind interdisziplinäre Arbeitsgruppen und die entsprechenden Leitlinienkommissionen sehr darum bemüht, die Qualität von Diagnostik und Therapie im Sprachbereich weiter zu verbessern. Unsere Bestandsaufnahme im Bereich der Sprachdiagnostik soll dazu ebenfalls einen Beitrag zur Qualitätsoptimierung leisten.

Dem Hogrefe Verlag, vor allem Frau Dipl.-Psych. Tanja Ulbricht, danken wir für die Unterstützung bei der Fertigstellung unseres Buches. Zudem möchten wir unserer Mitarbeiterin, Frau Annika Gernhold, für ihre tatkräftige Unterstützung bei der Literaturbearbeitung danken!

Bremen, im April 2016

Franz Petermann,
Jessica Melzer und
Julia-Katharina Rißling

1 Sprachentwicklung

Sprachliche Kompetenzen ermöglichen die Aneignung von Wissen, den Austausch von Gedanken und Gefühlen und gelten als Prädiktor für eine lebenslange Gesundheit (Glascoe & Leew, 2010; von Suchodoletz, 2013b). Die Entwicklung sprachlich-kommunikativer Fähigkeiten ist somit von zentraler Bedeutung für viele Lebensbereiche. Sprachkompetenz bildet die Grundlage der gesellschaftlichen Teilhabe und eine wichtige Schnittstelle zwischen dem Bildungssystem und dem Gesundheitswesen (Rausch, 2013).

Sprachstörungen werden nicht oder zu spät erkannt

Bis zum Schulstart gehören Störungen der Sprache zu den häufigsten Entwicklungsabweichungen. Aufgrund der großen Bedeutung für die kognitive, psychosoziale und schulische Entwicklung ist die Überprüfung sprachlicher Leistungen wesentlicher Bestandteil der kinderärztlichen Vorsorgeuntersuchungen (v.a. U6 bis U9) und der Schuleingangsuntersuchungen (Rausch, 2013; Rosenfeld & Kiese-Himmel, 2011; Voet Cornelli, Schulz & Tracy, 2013). Leider wird im Rahmen der kinderärztlichen Vorsorgeuntersuchungen nur etwa jedes dritte bis vierte Kind mit verzögerter Sprachentwicklung erkannt und ein Großteil der betroffenen Kinder wird erst nach der Einschulung vorstellig (Sachse, Anke & von Suchodoletz, 2007). Durch diesen Sachverhalt erhöht sich das Risiko für ein Fortbestehen der sprachlichen Defizite, die verschiedene Bereiche der psychosozialen und kognitiven Entwicklung sowie die schulische Laufbahn eines Kindes negativ beeinflussen und bis in das Erwachsenenalter hinein wirken können (AWMF, 2013; Rosenfeld & Kiese-Himmel, 2011; von Suchodoletz, 2013b).

1.1 Sprachentwicklung bis zum Ende des Grundschulalters

Der Spracherwerb beginnt bereits im Mutterleib. Ab dem Beginn des letzten Trimenons der Schwangerschaft ist das Hörorgan funktionsfähig und der Fötus kann akustische Signale wahrnehmen (u.a. Birnholz & Benacerraf, 1983; DeCasper, Lecanuet, Busnel, Granier-Deferre & Maugeais, 1994; Jardri et al., 2008). Pränatale Lernerfahrungen ermöglichen, dass ein Säugling sowohl die menschliche Stimme von anderen Lauten als auch verschiedene Sprecher unterscheiden kann und insbesondere die Stimme der Mutter erkennt und präferiert (DeCasper & Fifer, 1980; Voegtline, Costigan, Pater & DiPietro, 2013). Wenige Tage nach der Geburt ist ein Säugling in der Lage, die Prosodie seiner Erstsprache von anderen Sprachen zu unterscheiden und zwischen Tonhöhen, Dauer und Lautstärken zu differenzieren (DeCasper et al., 1994; Friederici, 2006; Ruusuvirta, Huotilainen, Fellman & Näätänen, 2004).

In den ersten Lebenswochen beschränkt sich ein Kind überwiegend auf das Schreien und Lächeln, um mit seiner Umwelt zu interagieren, bis es etwa im Alter von zwei Monaten mit dem *Gurren* beginnt (Müller, 2013; Szagun, 2013). Dabei imitiert es gehörte Vokale, die sich mit steigendem Alter dem Klang der Muttersprache annähern (Weinert & Grimm, 2008). Ein Säugling spezialisiert sich zunehmend auf die Zielsprache, sodass er bereits zwischen dem zweiten und dem fünften Lebensmonat in der Lage ist, diese anhand von phonotaktischen und rhythmischen Merkmalen zu erkennen (Falk, Bredel & Reich, 2008). Ein Kind lernt dabei den Sprachfluss seiner Umgebung in einzelne Wörter zu unterteilen, indem es die sprachspezifischen Regeln der Erstsprache ableitet. Dieser Prozess wird als *Parsing* bezeichnet und bildet eine wichtige Grundlage für die spätere Entwicklung der phonologischen Bewusstheit (Schäfer, 2014). Darauf aufbauend gilt es, die Lautstruktur verschiedener Wörter zu unterscheiden, ihnen eine eigene Bedeutung zuzuweisen und diese abzuspeichern (Houston & Jusczyk, 2003; Ptok, Kühn & Miller, 2014). Der Beginn des eigentlichen Wortverständnisses liegt nach Kauschke (2003) zwischen dem achten und zehnten Lebensmonat. Die Lautdiskriminationsfähigkeit bleibt über das Vorschulalter hinweg stabil (Ptok, Büssing, Schwemmle & Lichte, 2006).

Spracherkennung in den ersten Lebensmonaten

Produziert ein Säugling zunächst noch Laute ohne Lippenbewegungen, können etwa ab dem zweiten Lebensmonat auch Gurrlaute gebildet und vorgesprochene Vokale nachgesprochen werden (Grimm, 2012). Zwischen dem vierten und sechsten Lebensmonat beginnt die sogenannte Lallphase, die durch die Produktion von Laut- und Silbenwiederholungen gekennzeichnet ist. Die zunehmende Kontrolle über die Sprechwerkzeuge bildet die Grundlage für die Produktion erster Wörter mit etwa 12 Monaten (Ptok, Kühn, Jungheim, Schwemmle & Miller, 2014).

Erste Wörter mit 12 Monaten

Die ersten Wörter beziehen sich meist auf das direkte Lebensumfeld eines Kindes (Kauschke, 2015). Als wichtige Voraussetzung für den Wortschatzerwerb gilt das *Mapping*. Ein Kind ordnet hierbei einer lautsprachlichen Einheit ein erstes Bedeutungskonzept zu, wodurch diese im mentalen Lexikon präsent bleibt und wiedererkannt werden kann (Fox-Boyer, Glück, Elsing & Siegmüller, 2014). Dieses Konzept wird anschließend im Laufe der Entwicklung weiter spezifiziert oder verworfen. Der aktive Wortschatzerwerb erfolgt zunächst langsam und erreicht etwa zwischen dem 18. und 24. Lebensmonat einen Umfang von 50 Wörtern, während das Sprachverständnis zu diesem Zeitpunkt etwa 200 bis 300 Wörter umfasst (Ptok et al., 2014). Das Erreichen der sogenannten 50-Wort-Grenze wird als zentraler Meilenstein der Sprachentwicklung betrachtet, da die Sprachentwicklung von Kindern mit umschriebener Entwicklungsstörung des Sprechens und der Sprache durch einen verlangsamten Lexikonerwerb und ein verlangsamtes Wortschatzwachstum gekennzeichnet ist (Glück & Elsing, 2014). Kinder, die bis zum 24. Lebensmonat die 50-Wort-Grenze nicht überschritten haben, werden häufig als *„Late Talker"* bezeichnet. Szagun (2013) merkt in diesem Zusammenhang an, dass die Gleichsetzung der Begriffe „Late Talker" und „Risikokinder" problematisch ist, da bei der Sprachentwicklung eine erhebliche interindividuelle Variation beobachtbar ist und ein Großteil der Late Talker den Rückstand bis zum 36. Lebensmonat wieder aufholt *(„Late Bloomer").*

50-Wort-Grenze

Late Talker und Late Bloomer

Ab einem Umfang von 50 Wörtern, die im Alltag Verwendung finden, kann ein deutlicher Anstieg des Wortschatzes beobachtet werden. So beherrscht ein Kind mit 30 Monaten bereits etwa 200 bis 500 Wörter aktiv (Kannengieser, 2012). Mit wachsender sprachlicher Kompetenz verwendet ein Kind zunehmend Sprache, um Handlungsziele erreichen zu können. Einfache Verhaltensweisen, wie Aufforderungen oder Verneinungen, werden nun häufiger mithilfe der Sprache ausgeführt (Trautmann & Reich, 2008). Durch die frühe Interaktion mit seinen Bezugspersonen erwirbt ein Kind ein Verständnis für den Einsatz von Sprache und ist zunehmend besser in die Lage versetzt, Handlungsziele seiner Bezugspersonen ableiten zu können (Ehlich, Bredel & Reich, 2008).

Nach Fox-Boyer et al. (2014) lernt ein Kind im Kindergartenalter täglich etwa elf neue Wörter und verfügt im Alter von fünf bis sechs Jahren über einen rezeptiven Wortschatz von 9.000 bis 14.000 Wörtern und einen expressiven Wortschatz von etwa 2.000 bis 3.000 Wörtern. Grimm (2012) führt dieses, auch als *Wortschatzexplosion* bezeichnete Phänomen, auf ein sich zunehmend entwickelndes Bewusstsein des Kindes zurück, dass alles eine spezifische Bezeichnung besitzt und entsprechend auch alles benannt werden kann. Die stetige Erweiterung des Wortschatzes erfordert eine Organisation des mentalen Lexikons und führt so zur Entwicklung der Kategorienbildung und der Bildung semantischer Relationen. Typische Fehler in dieser Entwicklungsphase sind Übergeneralisierungs- (zu weite Auslegung der Wortbedeutung oder grammatikalischer Regeln) und Überdiskriminierungsfehler (zu enge Auslegung der Wortbedeutung oder grammatikalischer Regeln) (Ptok et al., 2014). Mit zunehmendem Wortschatz steigt zudem die durchschnittliche Äußerungslänge eines Kindes.

Die stetige Erweiterung des Wortschatzes bildet die Grundlage für den *Grammatikerwerb* (Syntax und Morphologie) zwischen dem zweiten und vierten Lebensjahr (Fox-Boyer et al., 2014; Kannengieser, 2012). Mit zunehmender Komplexität des Vokabulars beginnt die Differenzierung in Inhalts- und Funktionswörter und die vermehrte Produktion von Verben und Adverbien, was die Grundlage für die Produktion von Sätzen darstellt. In der Sprachentwicklung von Kindern mit umschriebenen Entwicklungsstörungen des Sprechens und der Sprache zeigt sich eine lange Einwortphase und somit ein verzögerter Erwerb von Mehrwortsätzen (Thelen, 2014). Die ersten Zweiwortsätze und später Dreiwortsätze bilden den Einstieg in die Syntaxentwicklung. Mit etwa 24 bis 30 Monaten eignet sich ein unbeeinträchtigtes Kind die Flexionskategorien seiner Erstsprache an, indem es sein bestehendes Regelwissen auf andere sprachliche Kontexte überträgt (Kannengieser, 2012). Auch lernt es die sogenannte *Satzklammer* kennen, eine syntaktische Besonderheit, welche die Verbstellung im Deutschen regelt (Fox-Boyer et al., 2014).

Dreiwortsätze: Einstieg in Syntaxentwicklung

Beim Eintritt in die Dreiwortphase beginnt ein Kind anschließend, erste Sätze mit einer festen Wortanordnung zu produzieren. Während dieser Phase eignet es sich auch die für die deutsche Sprache zentrale Verbzweitstellung (V_2-Stellung) an und erstellt morphologische Kategorien, um selbstständig Wörter zu verbalisieren (Fox-Boyer et al., 2014). Der Grammatikerwerb ist dabei von Fehlern kennzeichnet, die als typisch für die Entwicklung anzusehen sind. So führt Szagun (2007) aus, dass ein Kind im Bereich der Pluralbildung lernt, dass „-s" eine korrekte Form der Pluralbildung infolge eines unbetonten Vokals darstellt (wie beispielsweise beim Wort „Autos"). Infolgedessen kann es zu Doppelmarkierungen des Plurals mit einer s-Endung kommen – insbesondere, wenn der Auslaut „-er" wie /a/ ausgesprochen wird (z. B. „Büchers"). Weitere typische Fehler zeigen sich bei der Genus- und Kasusmarkierung sowie bei der Bildung des Artikels im Dativ, die jedoch mit zunehmendem Alter seltener auftreten und schließlich überwunden werden (Fox-Boyer et al., 2014; Thelen, 2014).

Besonders im Kindergartenalter nehmen die Länge und die Komplexität der Äußerungen zu. Ein Kind beginnt mit der Variation im Satzbau und verwendet zusätzlich zu den Hauptsätzen auch Nebensätze (Fox-Boyer et al., 2014). In diesem Zeitraum entwickelt ein Kind auch eine *Theory of mind*, eine kognitive Fähigkeit, die das Erkennen und Zuschreiben von Zielen und Motiven im Handeln anderer bezeichnet (Rauh, 2008). Ein Kind weiß zunehmend mehr über die mentalen Zustände anderer und auch, dass diese Zustände sich von dem eigenen unterscheiden können (Trautmann & Reich, 2008). Die dadurch ermöglichte Perspektivenübernahme erweitert die kommunikativen Handlungsräume eines Kindes. Besonders in der Interaktion mit Gleichaltrigen werden sprachliche Handlungen, wie z. B. das Fragen oder Erzählen, eingeübt und verfestigt (Trautmann & Reich, 2008).

Perspektivenübernahme erweitert Handlungsräume

Kann ein Kind mit einer verzögerten Sprachentwicklung seine Rückstände nicht bis zum dritten Geburtstag aufholen, verschiebt sich nach Thelen

(2014) der Schwerpunkt der Symptomatik auf formale Aspekte der Sprache, insbesondere auf die Bereiche Phonologie und Grammatik. Ein unbeeinträchtigtes Kind beherrscht mit etwa fünf Jahren die zentralen Strukturen und Regelhaftigkeiten seiner Erstsprache (AWMF, 2013; von Suchodoletz, 2013b). Ab dem fünften Lebensjahr beginnt ein Kind zudem nicht nur den Inhalt einer sprachlichen Äußerung, sondern auch die Sprache selbst zu reflektieren und entwickelt somit ein metasprachliches Bewusstsein (Klicpera, Schabmann & Gasteiger-Klicpera, 2013). Bis ins Erwachsenenalter hinein entwickeln sich die sprachlichen Fähigkeiten jedoch stetig weiter und es kommt zu einer zunehmenden qualitativen Ausdifferenzierung auch im Bereich der pragmatischen Kompetenzen.

Grundschulalter: schriftsprachliche Kompetenzen

Mit Beginn des Grundschulalters wird der Lautspracherwerb um die *Entwicklung schriftsprachlicher Kompetenzen* erweitert, wobei bestimmte Vorläuferfähigkeiten bereits vor dem Schuleintritt vorhanden sind (von Goldammer, Mähler, Bockmann & Hasselhorn, 2010). Bereits im dritten Lebensjahr können Kinder Symbolen Bedeutungen zuordnen und Verbindungen zum Handeln ihrer Bezugspersonen konstruieren (Holler-Zittlau, 2003). Sie machen erste Erfahrungen mit Bildern und der Schrift, beispielsweise durch das Anschauen von Werbeplakaten oder das eigene Malen. Durch das Vorlesen verknüpfen sie die Abbildungen mit der Sprache und ihrem Gehalt und beginnen zum Teil, erste Graphem-Phonem-Zuordnungen zu entwickeln. Zu Beginn der Schulzeit ist die Mehrzahl der Kinder in der Lage, komplette Wörter anhand ihrer Gesamtform oder durch das Erkennen einzelner Graphem-Phonem-Verbindungen zu erfassen (Holler-Zittlau, 2003). Mithilfe des Segmentierens gelingt es ihnen dann meistens schnell, ein Wort silbenweise zu lesen und die Stufe des sinnentnehmenden Lesens zu erreichen. Durch den weiteren Schulverlauf verinnerlichen die Kinder derartige Prozesse, sodass das Lesen immer automatisierter erfolgt. Als wichtige Voraussetzung für diesen Prozess nennt Holler-Zittlau (2003) die metasprachliche Kompetenz, die Schrift unabhängig von ihrem semantischen Gehalt formalsprachlich betrachten und reflektieren zu können.

Ergänzend zu den Etappen des Spracherwerbs im Kindesalter weisen Sprachtherapeuten auf einige wichtige Leitsymptome bei Kindern mit Spracherwerbsproblemen hin, die im nachfolgenden Kasten zusammengefasst sind.

Leitsymptome bei Kindern mit Spracherwerbsproblemen (nach von Suchodoletz, 2013b, S. 16):

Eine *Sprachentwicklungsverzögerung* kann man

- im ersten Lebensjahr an einem verspäteten und verminderten Lallen,
- im zweiten Lebensjahr an einem verminderten Wortschatz und
- im dritten Lebensjahr an einer verminderten Äußerungslänge erkennen.

Eine *Sprachentwicklungsstörung* kann man

- im vierten bis sechsten Lebensjahr an Fehlern bei Syntax und Morphologie und
- im Schulalter am Gebrauch kurzer, einfacher Sätze oder an Problemen beim Erzählen (Nacherzählen) erkennen.

1.2 Besonderheiten des Mehrsprachigkeitserwerbs

Das Erlernen zweier Sprachen erfolgt nach generellen Erwerbsprinzipien und ist abhängig von der Qualität und dem Umfang des sprachlichen Inputs (Meisel, 2007). Unterschieden wird dabei zwischen dem Erwerb zweier Erstsprachen und dem Erwerb einer Erst- und einer Zweitsprache. Als simultaner bzw. doppelter Erstspracherwerb wird die gleichzeitige Aneignung zweier Sprachen vor der Vollendung des dritten Lebensjahres bezeichnet (Chilla, 2011; De Houwer, 2009; Haberzettl, 2014; Rothweiler, 2006). Simultan bilinguale Kinder zeigen dabei einen ähnlichen Spracherwerbsverlauf wie monolingual aufwachsende Kinder (Rothweiler, Babur & Kroffke, 2007).

Mutter- und Umgebungssprache

Im Gegensatz dazu werden bei einem sukzessiven bilingualen Spracherwerb *(kindlicher Zweitspracherwerb)* die Sprachen nacheinander angeboten (Bockmann, Machmer, Radtke & Buschmann, 2013). Ein Kind lernt zunächst seine Muttersprache und erwirbt dann, zum Beispiel durch den Eintritt in eine Einrichtung (z. B. den Kindergarten), die Umgebungssprache (Bockmann et al., 2013; Haberzettl, 2014). Für einen gelingenden Zweitspracherwerb ist es nun wichtig, dass ein Kind trotz seiner eingeschränkten sprachlichen Mittel versucht, in der Zielsprache mit seiner Umwelt zu interagieren und motiviert ist, seine sprachlichen Fähigkeiten in der Umgebungssprache schnellstmöglich auszubauen (Haberzettl, 2014).

Während des Lernprozesses verwendet ein Kind häufig eine Übergangssprache, die sowohl Merkmale der Erst- und Zweitsprache beinhaltet, als auch davon unabhängige Besonderheiten aufweist. Diese Prozesse beinhalten häufig Abwandlungen von Lauten, Wörtern und grammatischen Strukturen der Zweitsprache sowie interferenzbedingte Sprachauffälligkeiten, die es jedoch von Symptomen einer Sprachentwicklungsstörung abzugrenzen gilt (Haberzettl, 2014; Wagner, 2009). Auf phonetisch-phonologischer Ebene kann dies möglicherweise bedeuten, dass unterschiedliche Betonungsmuster der Erst- und Zweitsprache zu einer defizitären Aussprache von Wörtern und Satzstrukturen führen. Beispielsweise wird im Türkischen oder Französischen vorrangig die letzte Silbe eines Wortes betont, wohingegen in der deutschen Sprache die Betonung besonders auf dem Wortanfang liegt (Wagner, 2009).

Auch stellen die Unterscheidung von kurzen und langen Vokalen, das im Deutschen häufig verwendete Endungs-„e“, das Aufeinanderfolgen von zwei Vokalen sowie der Neuerwerb vieler Konsonantenverbindungen besondere Aufgaben dar (Wagner, 2009). Zudem ist es möglich, dass die Aneignung des deutschen Lautsystems durch das der Erstsprache beeinflusst wird und es zu Fehlbildungen von Einzellauten kommt. Besonders ähnlich klingende Laute der Herkunftssprache werden dann in die deutsche Sprache eingebaut (Falk et al., 2008).

Der Erwerb eines grundlegenden Wortschatzes in der Zweitsprache verläuft häufig langsamer als in der Erstsprache (Komor & Reich, 2008). Dabei wird der Erwerb der Zweitsprache maßgeblich von den sprachlichen Kompetenzen in der Erstsprache beeinflusst (Verhoeven, Steenge & van Balkom, 2012). Da sukzessiv bilinguale Kinder erst später mit der Umgebungssprache in Kontakt kommen, verfügen sie auch über einen vergleichsweise geringeren sowohl passiven als auch aktiven Wortschatz in der Zweitsprache als ihre monolingualen oder simultan bilingualen Gleichaltrigen. Um die Lücken im Lexikon zu kompensieren, zeigen sie daher häufig Übergeneralisierungen von Wörtern aus dem gleichen semantischen Feld. Beispielsweise wird mit dem Begriff „Tasse“ sowohl eine Tasse als auch ein Glas bezeichnet (Wagner, 2009). Problematisch hierbei ist auch, dass durch die darauffolgende schulische Förderung zwar ein Zuwachs des Zweitsprachenwortschatzes stattfindet, jedoch oftmals keine vollständige Angleichung an den Wortschatzumfang einsprachig aufgewachsener Kinder erfolgt (Komor & Reich, 2008).

Verzögerungen bei der Zweitsprachentwicklung

Im Bereich Grammatik haben sich sukzessiv bilinguale Kinder bereits morphologische und syntaktische Kompetenzen ihrer Herkunftssprache angeeignet, wenn sie mit der Zweitsprache konfrontiert werden. Der Erwerb der einzelnen morphologischen Regeln des Deutschen verläuft dabei im Wesentlichen wie beim Erstspracherwerb. Allerdings kann es durch Unsicherheiten in der Zweitsprache zu Verzögerungen in der Zweitsprachentwicklung sowie zu einer Übergangsgrammatik kommen (Kemp, Bredel & Reich, 2008). Probleme zeigen sich dann häufig bei der Artikelbildung, dem grammatikalischen Geschlecht der Substantive, der Kasusmarkierung sowie der Pluralbildung (Wagner, 2009). Zu Beginn des Erwerbsprozesses verwendet ein Kind überwiegend Sätze ohne Verben, die im weiteren Entwicklungsverlauf jedoch zunehmend durch infinite Verben und später finite Vollverben sowie Modal- und Hilfsverben ersetzt werden. In diesem Zusammenhang wird dann auch die V_2-Stellung erworben, wobei die Dauer dieses Prozesses von der jeweiligen Muttersprache abhängt (Kemp et al., 2008). So gelingt es russischsprachigen Kindern vergleichsweise schnell, sich die Verbstellung im Deutschen anzueignen, da sie diese bereits aus ihrer Erstsprache kennen. Kinder, die mit Türkisch als Muttersprache aufwachsen, kennen hingegen die V_2-Stellung aus ihrer Herkunftssprache nicht, da das Verb im Türkischen am Ende des Satzes steht. Auch der Erwerb der Satzklammer kann je nach Vertrautheit durch die Erstsprache mehr oder weniger viel Zeit in Anspruch nehmen (Kemp et al., 2008).

Im Gegensatz dazu sind pragmatische und diskursive Fähigkeiten nicht an eine spezielle Sprache gebunden und können in der Erstsprache erworben und in die Zweitsprache übertragen werden. Wichtig ist hierbei, dass ausreichende sprachliche Mittel in der Umgebungssprache zur Verfügung stehen, um die sprachlichen Handlungen umsetzen zu können. Sollten die benötigten sprachlichen Kompetenzen nicht ausreichend vorhanden sein, kann dies zu Problemen in der Entwicklung verschiedener Handlungsmuster führen. Auch sollten besonders kulturelle Unterschiede zwischen dem Herkunfts- und dem Umgebungsland berücksichtigt werden, die zum Beispiel das Rederecht betreffen können. So unterscheiden sich Kulturkreise mit unterschiedlichen Machtdistanzen auch in der Verteilung des Rederechts, wodurch die Erzählregeln des Herkunftslandes mit denen der Kultur der Zweitsprache in Konflikt stehen können (Guckelsberger & Reich, 2008).

2 Grundlagen der Sprachdiagnostik

Sprachtest, Beobachtung und Elternurteil

Vor dem Hintergrund der Heterogenität von Sprachstörungen und der Abhängigkeit der Symptomatik vom Alter der betroffenen Kinder gestaltet sich die Diagnostik von umschriebenen Entwicklungsstörungen des Sprechens und der Sprache entsprechend komplex. Daher wird der Einsatz von psychometrischen Testverfahren und die Überprüfung mehrerer sprachlicher Ebenen sowohl im Sprachverständnis als auch in der Sprachproduktion empfohlen (AWMF, 2013). Die eingesetzten Testverfahren sollten um eine Beobachtung des Sprachverhaltens sowie um den Bericht der Eltern über die Spontansprache und die Sprachentwicklung des Kindes ergänzt werden (Bishop & McDonald, 2009). Eine informelle Erfassung der sprachlichen Fähigkeiten kann nicht als ausreichend betrachtet werden (Ptok et al., 2014). Das diagnostische Vorgehen wird im Folgenden näher betrachtet. Dafür wird zunächst auf die wichtigsten Punkte zur Anamnese und zur Beurteilung der Spontansprache sowie auf die Möglichkeiten der Früherkennung eines Sprachentwicklungsrisikos eingegangen. Anschließend wird der Schwerpunkt auf das testdiagnostische Vorgehen gelegt und die Herausforderungen der Diagnostik bei mehrsprachig aufwachsenden Kindern werden thematisiert.

2.1 Sprachdiagnostik in den ersten Lebensjahren

Vor allem in den ersten drei Lebensjahren lässt sich eine umschriebene Entwicklungsstörung des Sprechens und der Sprache nicht ohne Weiteres diagnostizieren, da die Abgrenzung zwischen der normalen Variation des Spracherwerbs und einer gestörten sprachlichen Entwicklung oft nicht ausreichend gelingt (vgl. Kany & Schöler, 2014). Die Früherkennung eines Sprachentwicklungsrisikos ist jedoch zentraler Bestandteil der kinderärztlichen Vorsorgeuntersuchungen (v. a. U6 bis U9), wobei auch hier das diagnostische Vorgehen nicht einheitlich geregelt ist (vgl. Sallat, 2014).

Die Beurteilung des Sprachstands erfolgt in diesem Alter vor allem über *Elternfragebögen*. Die Untersuchung von Rosenfeld und Kiese-Himmel (2011) zeigt, dass für die U7 und U7a mehrere standardisierte Screeningverfahren zur Verfügung stehen, die eine zuverlässige Einschätzung hinsichtlich einer unauffälligen oder auffälligen Sprachentwicklung ermöglichen. Sachse und Kollegen (2007) konnten zudem für diese Altersgruppe eine hohe Übereinstimmung zwischen den Ergebnissen in Elternfragebögen und standardisierten Testverfahren nachweisen. Die Autoren empfehlen für die Diagnostik bei jüngeren Kindern den Einsatz von Elternfragebögen, die bei einem auffälligen Befund um eine differenzierte Testdiagnostik mit dem Kind ergänzt werden kann (Sachse et al., 2007).

Elternfragebögen bei jüngeren Kindern eine Option

Auch wenn Kinder mit einer auffälligen Sprachentwicklung in den ersten Lebensjahren ein erhöhtes Risiko tragen, eine umschriebene Entwicklungsstörung des Sprechens und der Sprache zu entwickeln, muss berücksichtigt werden, dass eine verzögerte Sprachentwicklung nicht gleichbedeutend mit einer Störung des Spracherwerbs ist (vgl. Petermann & Szagun, 2011; Szagun, 2013). So konnten auch Ullrich und von Suchodoletz (2011) in ihrer Studie feststellen, dass etwa die Hälfte der Kinder, die im Alter von etwa zwei Jahren noch deutliche Rückstände in der sprachlichen Entwicklung aufwiesen, bei einer erneuten Überprüfung ein Jahr später diese Rückstände aufgeholt haben. Eine sichere Identifikation von Kindern mit umschriebenen Entwicklungsstörungen des Sprechens und der Sprache ist daher erst gegen Ende des dritten Lebensjahres beziehungsweise mit vier Jahren möglich (von Suchodoletz, 2011). Obwohl eine Sprachkompetenz des Kindes mit zwei Jahren bei unauffälliger Entwicklung sicher beurteilt werden kann (vgl. Hachul, 2015; siehe auch Abschnitt 5.4), kann eine fundierte Diagnose über eine Sprachentwicklungsstörung aufgrund des vorliegenden variantenreichen Sprachentwicklungstempos erst sehr viel später gestellt werden.

Mit zunehmendem Alter stellen standardisierte Testverfahren zur Erfassung der sprachlichen Kompetenzen eines Kindes die Methode der Wahl dar.

2.2 Sprachdiagnostik im Vor- und Grundschulalter

Das Vor- und Grundschulalter stellt die zentrale Altersspanne für die Erhebung des allgemeinen Sprachstands dar. Dies wird zum Beispiel durch die kinderärztlichen Vorsorgeuntersuchungen um den 47. und den 62. Lebensmonat (U8 und U9) deutlich, bei denen die Überprüfung der Sprachentwicklung von zentraler Bedeutung ist (Sallat, 2014). Die Entscheidung, ob ein Förder- bzw. Therapiebedarf besteht, und wenn ja in welchem Umfang, wird häufig erstmalig im Zuge der U8 getroffen, da eine umschriebene Entwicklungsstörung des Sprechens und der Sprache erst ab einem Alter von vier Jahren diagnostiziert werden kann (AWMF, 2013; Sallat, 2014). Die Abgrenzung zwischen einer Sprachförderung und sprachtherapeutischen Maßnahmen ist in diesem Zusammenhang zentral.

Entscheidung über den Therapiebedarf: um das 4. Lebensjahr

Zur Erhöhung der Bildungschancen von Kindern aus Migrationsfamilien und solchen Kindern, die ein Risiko für die Entwicklung einer Lese- und Rechtschreibstörung aufweisen, wurden als Reaktion auf die internationalen Schulleistungsstudien (PISA) verbindliche *Sprachstandserhebungen im Vorschulalter* eingeführt (Sallat, 2014). Diese unterscheiden sich jedoch im Testsetting (Einzel- oder Gruppentestungen) und in den eingesetzten Verfahren zur Sprachstandserhebung erheblich. Zudem besteht innerhalb der Bundesrepublik Deutschland kein Konsens darüber, zu welchem Zeitpunkt eine solche Überprüfung durchzuführen ist und ob diese für alle Kinder verpflichtend oder nur für spezielle Gruppen (z.B. nur für Kinder mit einem Migrationshintergrund) zu empfehlen ist. Zu berücksichtigen gilt in diesem Kontext auch, dass bei dieser Form der Sprachstandserhebung lediglich die Kinder erreicht werden, die eine vorschulische Institution (Kindergarten oder Kindertagesstätte) besuchen (Sallat, 2014).

Erst im Rahmen der *Schuleingangsuntersuchung*, also um das fünfte Lebensjahr, findet in Deutschland eine flächendeckende Erhebung des Sprachstands statt. Solche Untersuchungen werden von den schulärztlichen Diensten der lokalen Gesundheitsämter durchgeführt. Die Schuleingangsuntersuchung klärt grob ab, ob ein Förder- oder Therapiebedarf besteht. Allerdings muss im Anschluss eine vertiefende Sprachdiagnostik (z.B. in einem Kinderzentrum, bei einem Kinderarzt) erfolgen, um differenziert eine Intervention einleiten zu können. Auch im Zusammenhang der Schuleingangsuntersuchungen zeigt sich ein heterogenes Bild in der Auswahl entsprechender sprachdiagnostischer Verfahren und ihrer Umsetzung in der diagnostischen Praxis (Rausch, 2013). Als wichtige Bestandteile in der Sprachdiagnostik gelten dabei übergreifend die Anamnese- und Explorationsphase zu Beginn des diagnostischen Prozesses, der Einsatz von standardisierten Testverfahren zur Sprachstandserhebung und die Erfassung des allgemeinen und kognitiven Entwicklungsstands (AWMF, 2013).

2.2.1 Anamnese und Exploration

Nach von Suchodoletz (2013b) beziehen sich die zentralen Themen der Elternexploration auf

Themen der Elternexploration

- die aktuell vorliegenden Sprech- oder Sprachauffälligkeiten,
- mögliche komorbide Beeinträchtigungen,
- die bisherige Entwicklung der Sprache und
- auf den Störungsverlauf.

So sind zum Beispiel das Erreichen typischer Meilensteine der Sprachentwicklung (wie das Lallen oder die Produktion erster Wörter und Zweiwortsätze) sowie die Spracherwerbsbedingungen von besonderem Interesse (Chilla, 2011; Zorowka, 2008). Darüber hinaus tragen Kinder, die von Verhaltensauffälligkeiten betroffen sind, ein erhöhtes Risiko, dass die umschriebene Entwicklungsstörung des Sprechens und der Sprache nicht erkannt wird oder die Verhaltensprobleme als schwerwiegenderes Problem erlebt werden, wodurch die Sprachproblematik in den Hintergrund tritt (von Suchodoletz, 2003).

Notwendigkeit einer allgemeinen Entwicklungsdiagnostik

Weiterhin bietet eine Einschätzung der Stärken und Schwächen in anderen Entwicklungsbereichen eine wichtige Information, wobei dazu ein allgemeiner Entwicklungstest, wie der ET 6-6-R, herangezogen werden muss (vgl. Petermann & Macha, 2015). Neben der bisherigen Sprachentwicklung und den Erwerbsbedingungen sollten die Fähigkeiten in den einzelnen Sprachbereichen (Lautbildung, Wortschatz, Grammatik) und das Kommunikationsinteresse des Kindes erfragt werden. Zudem sollten Hinweise auf mögliche Ursachen der Sprachdefizite sowie die inner- und außerfamiliären Entwicklungsbedingungen thematisiert werden (Chilla, 2011; von Suchodoletz, 2013a, 2013b). Auch das Vorkommen von Sprachstörungen und Lese-Rechtschreibstörungen in der Familie sollte dabei abgeklärt werden. Vor dem Hintergrund der familiären Belastungen durch eine umschriebene Entwicklungsstörung des Sprechens und der Sprache stellen die Reaktionen des Umfelds auf die Defizite des Kindes oder, bei älteren Kindern, das Empfinden des Betroffenen selbst ebenfalls bedeutsame Informationen dar (Schoor, 2005).

2.2.2 Beurteilung der Aussprache

Spontansprachanalyse

Um eine Einschätzung der Sprachkompetenz eines Kindes in alltagsnahen Situationen zu erhalten, wird im Rahmen des diagnostischen Prozesses eine *Spontansprachanalyse* erhoben (AWMF, 2013). Diese dient der Beurteilung von verbalen und nonverbalen Aspekte der Kommunikation und wird zum Beispiel im Rahmen einer Spielsituation vom Logopäden oder Sprachtherapeuten durchgeführt (Brinkmann, 2015). Eine wichtige Möglichkeit für eine erste Einschätzung der Spontansprache ergibt sich meist im Rahmen des Erstgesprächs oder, bei jüngeren Kindern, durch die Beobachtung der Eltern-Kind-Interaktion (Hacker & Wilgermein, 2009). Kinder mit umschriebenen Entwicklungsstörungen des Sprechens und der Sprache können dadurch auffallen, dass sie keine Reaktion auf sprachliche Aufforderungen zeigen, nur ungenaue Antworten auf Fragen geben oder verstärkt nonverbale Kommunikationstechniken nutzen (Rißling & Petermann, 2012b; von Suchodoletz, 2013b). Im Bereich der expressiven sprachlichen Fähigkeiten kann das Sprechen in kurzen, einfachen Sätzen und damit verbunden das Vermeiden von schwierigen grammatikalischen Strukturen ein Hinweis auf eine zugrundeliegende umschriebene Entwicklungsstörung des Sprechens und der Sprache sein (Siegmüller, 2013; von Suchodoletz, 2013b). Ältere Kinder können zudem dadurch auffallen, dass sie Schwierigkeiten haben, Mehrdeutigkeiten zu verstehen oder Abläufe und Erlebnisse folgerichtig zu schildern (u. a. Ringmann & Siegmüller, 2013).

Zudem können sich im Rahmen einer Spontansprachanalyse vermehrt Fehler in der Produktion und Verwendung von Lauten zeigen (Fox, 2011). So neigen die betroffenen Kinder häufig zu Lautvertauschungen („Tatze" anstatt „Katze") oder lassen bestimmte Laute bzw. Lautverbindungen vollständig aus („onne" anstatt „Sonne"). Darüber hinaus sind häufig Fehler in der Lautbildung, wie zum Beispiel beim Lispeln, zu beobachten (Fox-Boyer, 2014a). Für die Diagnostik ist in diesem Zusammenhang wichtig zu klären, ob die Ursache im kognitiven Sprachsystem verankert ist oder ob Defizite aufgrund von motorischen Problemen bestehen (siehe Abschnitt 5.2). Für den diagnostischen Prozess ist allgemein zu berücksichtigen, dass sich die sprachlichen Defizite je nach Alter, Entwicklungsstand und Symptomebene deutlich unterscheiden können (Siegmüller, 2014).

2.2.3 Standardisierte Sprachdiagnostik

Gemäß der interdisziplinären S2k-Leitlinie (AWMF, 2013) sollen expressive und rezeptive Kompetenzen eines Kindes auf den verschiedenen Sprachebenen (phonetisch-phonologisch, morphologisch-syntaktisch und semantisch-lexikalisch) erfasst werden. In der Testdiagnostik stehen hierfür allgemeine und spezifische Sprachtests zur Verfügung. *Allgemeine Sprachtests* überprüfen die sprachlichen Fähigkeiten eines Kindes auf verschiedenen Ebenen und ermöglichen so eine umfassende Einschätzung des Sprachstands. *Spezifische Sprachtests* hingegen ermöglichen eine differenzierte Überprüfung eines ausgewählten Sprachbereichs (wie z. B. des Wortschatzes oder der Grammatik). Metz und Petermann (2010) empfehlen für die Diagnostik zunächst die Durchführung eines allgemeinen Sprachtests, um den Sprachstand in verschiedenen sprachlichen und sprachrelevanten Bereichen zu erheben. Die Durchführung der Testung muss dabei unter Vermeidung von Kontextinformationen und nonverbalem Kommunikationsverhalten (Gestik und Mimik) geschehen. Bei Bedarf kann die Diagnostik aufbauend auf den Ergebnissen des allgemeinen Sprachtests um die Durchführung eines spezifischen Sprachtests erweitert werden (Metz & Petermann, 2010; Rißling & Petermann, 2012b).

Allgemeine und spezifische Sprachtests

2.2.4 Sprachdiagnostik im Bereich Pragmatik

Die Erfassung der kommunikativ-pragmatischen Fähigkeiten bildet ebenfalls einen festen Bestandteil der Sprachentwicklungsdiagnostik (Kannengieser, 2012). Für die Diagnostik kommunikativer Fähigkeiten im Kontext von umschriebenen Entwicklungsstörungen des Sprechens und der Sprache empfiehlt Kölliker Funk (2015) u. a. die Analyse von Spontansprachaufnahmen von verbalen Interaktionen mit unterschiedlichen Bezugspersonen sowie direkte Verhaltensbeobachtungen der sozialen Interaktionen (u. a. in Bezug auf die Kontaktaufnahme sowie Aufrechterhaltung sozialer Interaktion und dem Gebrauch verbaler und nonverbaler Mittel). Beobachtungsfragen zur Beschreibung kommunikativ-pragmatischer Fähigkeiten nach Kannengieser (2012, S. 277) sind u. a. „Setzt das Kind Sprache ein, um seinen Gefühlen und Gedanken Ausdruck zu verleihen und seine Ziele zu erreichen?" oder „Äußert das Kind alters- und sprachentwicklungsentsprechend Wünsche, Bitten, Beschwerden, Proteste, emotionale und körperliche Zustände und Fragen?" (siehe Kasten).

Beispiele für Beobachtungskategorien zur Beschreibung kommunikativ-pragmatischer Fähigkeiten nach Kannengieser (2012, S. 277):

- Setzt das Kind Sprache ein, um seinen Gefühlen und Gedanken Ausdruck zu verleihen und seine Ziele zu erreichen?
- Äußert das Kind alters- und sprachentwicklungsentsprechend Wünsche, Bitten, Beschwerden, Proteste, emotionale und körperliche Zustände und Fragen?
- Wie nimmt das Kind Kontakt auf?
- Wie unterscheidet sich seine Kontaktaufnahme und Kommunikation von Gleichaltrigen, sehr viel jüngeren Kindern, erwachsenen Personen, vertrauten und fremden Personen?
- Wie verhält sich das Kind im Gespräch: Wie ist der Blickkontakt? Beherrscht es das Frage-Antwort-Schema? Gelingt ihm der Sprecherwechsel?
- Wie reagiert das Kind auf Fragen, Aufforderungen, Mitteilungen des Diagnostikers über sich oder Mitteilungen über Gegebenheiten?
- Wie viel und wie gerne spricht das Kind?
- Wie geht es mit seiner Sprachstörung um?
- Wie informativ sind die Äußerungen des Kindes?

Weitere Möglichkeiten ergeben sich durch die Exploration der Bezugspersonen, die Nutzung von Verhaltensratings, soziometrischen Verfahren sowie von Testverfahren zur sozialen Entwicklung (Kölliker Funk, 2015). Weiter wird die Möglichkeit der Erstellung eines *Pragmatischen Profils* nach Dohmen, Dewart und Summers (2009) empfohlen (Kölliker Funk, 2015). Das Pragmatische Profil ist ein strukturiertes Interview, das mit Bezugspersonen eines Kindes durchgeführt wird (Dohmen et al., 2009). Das Interview liegt in zwei Versionen vor (Interview I für Kinder bis 4;11 Jahre und Interview II für Kinder zwischen 5 und 10 Jahren) und erfasst das Kommunikationsverhalten eines Kindes im Alltag in den Bereichen Kommunikative Intention, Reaktion auf Kommunikation sowie Kommunikationsorganisation und -kontext (Dohmen et al., 2009).

2.2.5 Weiterführende Diagnostik

Gesellschaftliche Teilhabe

Eine gestörte Sprachentwicklung nimmt erheblichen Einfluss auf die psychische und emotionale Entwicklung sowie auf die Bildung und die gesellschaftliche Teilhabe eines Kindes (Rißling & Petermann, 2014). Die Diagnostik muss diese komplexe Wechselwirkung entsprechend berücksichtigen. So müssen im Rahmen der Diagnostik von umschriebenen Sprachentwicklungsstörungen solche Störungen differenzialdiagnostisch ausgeschlossen werden, die die Sprachproblematik verursachen können. Hierzu gehören

- Hörstörungen,
- neurologische Erkrankungen,
- Intelligenzminderungen,
- tiefgreifende Entwicklungsstörungen,
- bestimmte emotionale Störungen (z. B. Mutismus) und
- Schädigungen oder Fehlbildungen der Sprechwerkzeuge.

Bei der Diagnostik komorbider Störungen sind eine Vielzahl von Verhaltensauffälligkeiten zu berücksichtigen; hierbei ist es von Bedeutung, die verschiedenen Phänomene im Entwicklungskontext zu betrachten und ideal wäre es, ein integriertes Entwicklungsmodell der Erklärung und Therapie zugrunde zu legen. Dieses kann sich auf Entwicklungsverläufe einer motorischen Auffälligkeit im Kontext von Sprachproblemen oder auf die Entwicklungspsychopathologie einer Lese-Rechtschreibstörung (LRS) im Kontext von Sprachentwicklungsstörungen beziehen. Der nachfolgende Kasten listet besonders bedeutsame komorbide Auffälligkeiten und Störungen auf.

Komorbide Auffälligkeiten:

- Aufmerksamkeitsprobleme
- Expressive Verhaltensstörungen
- Emotionale Probleme
- Defizite im Bereich der Fein- oder Grobmotorik
- Defizite im Lesen und Rechtschreiben

Nonverbale IQ-Diagnostik

Die Erfassung der kognitiven Fähigkeiten zum Ausschluss von Intelligenzminderungen sollte dabei mittels *nonverbaler Intelligenzdiagnostik* erfolgen. Gängige Verfahren im deutschsprachigen Raum sind hier die Wechsler Nonverbal Scale of Ability (WNV, Petermann, 2014) und der Non-verbale Intelligenztest SON-R 2½-7 (Tellegen, Laros & Petermann, 2007). Viele Intelligenztests erfassen die allgemeinen kognitiven Fähigkeiten auch über sprachbasierte Aufgaben, indem beispielsweise Zusammenhänge beschrieben werden oder Begriffe definiert werden sollen. Bei Kindern mit Sprachstörungen besteht die Möglichkeit, dass das Ergebnis durch die mangelnde expressive oder rezeptive Sprachkompetenz verfälscht wird und die Kinder trotz durchschnittlicher kognitiver Fähigkeiten ein unterdurchschnittliches Ergebnis erzielen. Mit der Durchführung nonverbaler Intelligenztests wird dies verhindert. Als wichtige kognitive Basiskompetenzen im Zusammenhang mit der Sprachentwicklung haben sich insbesondere das Arbeitsgedächtnis und die Verarbeitungsgeschwindigkeit herausgestellt (Alloway & Archibald, 2008; Leonard et al., 2007; Melzer, Rißling & Petermann, 2015; Melzer, Rißling & Petermann, 2016). Daher sollten diese Fähigkeiten im Rahmen der Diagnosestellung entsprechend berücksichtigt werden.

LRS und Sprachentwicklungsstörung

Durch den engen Zusammenhang zwischen laut- und schriftsprachlichen Fähigkeiten tragen Kinder mit Sprachentwicklungsstörungen ein erhöhtes Risiko für die Entwicklung von Defiziten im *Lesen und Rechtschreiben*. So zeigen Studien, dass etwa die Hälfte aller Kinder mit Lese- und Rechtschreibstörung auch lautsprachliche Defizite zeigt, wobei vor allem Defizite im Sprachverständnis spätere Schwierigkeiten im Lesen zu begünstigen scheinen (Botting, Simkin & Conti-Ramsden, 2006; Rückert, Kunze, Schillert & Schulte-Körne, 2010). Aufgrund der engen Verbindung zwischen Defiziten im Laut- und Schriftspracherwerb wird diskutiert, ob es sich bei umschriebenen Sprachentwicklungsstörungen und der Lese- und Rechtschreibstörung um ein gemeinsames Störungsbild oder um ein Kontinuum sprachlicher Beeinträchtigungen handelt (vgl. Botting et al., 2006).

Studien belegen, dass bei etwa der Hälfte der Kinder mit umschriebenen Sprachentwicklungsstörungen *psychische Auffälligkeiten* bestehen. Diese werden von Eltern betroffener Kinder oft als belastender beschrieben, als die Sprachstörung selbst (Nation, 2008; von Suchodoletz, 2013b). Bei etwa 30 % der Kinder sind diese Auffälligkeiten so stark ausgeprägt, dass psychiatrische Diagnosen gestellt werden, wobei die häufigsten beobachtbaren Auffälligkeiten Aufmerksamkeitsstörungen, Störungen des Sozialverhaltens und emotionale Störungen bilden und Jungen vorwiegend als unruhig und oppositionell-aggressiv und Mädchen als sozial zurückgezogen beschrieben werden (AWMF, 2013; Tomblin et al., 1997; Yew & O'Kearney, 2013).

Komorbide Aufmerksamkeitsstörungen

Für die hohe Komorbidität von *Aufmerksamkeitsstörungen* und sprachlichen Defiziten werden basale Defizite in den exekutiven Funktionen, vor allem im Arbeitsgedächtnis, diskutiert, welche die erfolgreiche Verarbeitung und Produktion von Sprache beeinträchtigen können (Heidler, 2008; Henry, Messer & Nash, 2012; Hutchinson, Bavin, Efron & Sciberras; 2012; Martinussen & Tannock, 2006). Störungen der Aufmerksamkeit können demnach zu einer defizitären Sprachverarbeitung führen, welche wiederum die Sprachproduktion beeinträchtigt. Allerdings weist von Suchodoletz (2013b) darauf hin, dass es auch denkbar ist, dass ein Kind aufgrund seiner Einschränkungen im Sprachverständnis als unaufmerksam oder oppositionell erlebt und die zugrundeliegende Sprachproblematik wohlmöglich übersehen wird.

Sprache und emotionale Kompetenz

Nach Beck, Kumschick, Eid und Klann-Delius (2012) wirken sich sprachliche Fähigkeiten positiv auf die Entwicklung *emotionaler Kompetenzen* aus. Studien ergaben, dass sich bei Jugendlichen, bei denen in der Kindheit eine umschriebene Entwicklungsstörung des Sprechens und der Sprache festgestellt wurde, im Vergleich zu Gleichaltrigen ohne Sprachauffälligkeiten vermehrt auffälliges Sozialverhalten sowie eine hohe Rate an emotionalen Problemen zeigt, die sich in Form von Angststörungen und depressiven Symptomen ausdrücken kann (Brownlie et al., 2004; Conti-Ramsden & Botting, 2008; Nation, 2008).

Zudem werden sprachgestörte Kinder häufiger Opfer von *Mobbing* oder zu „Prügelknaben", was eine weitere erhebliche emotionale Belastung für die Kinder bedeutet (Knox & Conti-Ramsden, 2003; von Suchodoletz & Macharey, 2006). So berichten zwei Drittel der Eltern von stigmatisierendem Verhalten gegenüber ihren Kindern, sowohl durch Mitschüler, aber auch durch Erwachsene sowie durch Angehörige der eigenen Familie (Petermann & von Suchodoletz, 2009). Darüber hinaus beklagen die Eltern zudem, dass die Sprachproblematik durch das soziale Umfeld nicht akzeptiert wird (von Suchodoletz & Macharey, 2006).

Familiäre Belastungen durch Sprachstörungen

Neben den individuellen psychosozialen Belastungen nehmen Sprachentwicklungsstörungen daher auch erheblichen *Einfluss auf die Familie* eines betroffenen Kindes. So zeigt sich, dass Mütter von Kindern mit umschriebenen Sprachentwicklungsstörungen im Vergleich zur Allgemeinbevölkerung mehr von körperlichen Beschwerden betroffen sind und höhere Stress- und Depressionswerte erzielen (Bock, Rosanowski & Gräßel, 2007; Gräßel, Bock & Rosanowski, 2007). Auch Schaunig et al. (2004) konnten bei Müttern von Kindern mit umschriebenen Sprachentwicklungsstörungen ein deutlich erhöhtes Stresserleben belegen, wodurch, so die Autoren, auch die Eltern-Kind-Interaktion negativ beeinflusst wird. Nach Ritterfeld (2007) sind Eltern von Kindern mit Sprachentwicklungsstörungen gegenüber ihren sprachauffälligen Kindern ungeduldiger, lassen ihnen weniger Zeit zum Antworten und antworten häufiger für ihre Kinder. Von Suchodoletz (2013b) weist zudem darauf hin, dass Eltern die sprachlichen Anforderungen an ihr Kind reduzieren und weniger wertschätzende korrigierende Rückmeldungen geben.

2.3 Sprachdiagnostik bei Mehrsprachigkeit

Eine Mehrsprachigkeit an sich stellt weder ein Risiko für die Entwicklung einer umschriebenen Entwicklungsstörung des Sprechens und der Sprache dar, noch verstärkt der Erwerb einer zweiten Sprache die Symptomatik einer umschriebenen Entwicklungsstörung des Sprechens und der Sprache

(AWMF, 2013; Chilla, 2011). Allerdings wachsen etwa 20 bis 25 % der von einer umschriebenen Entwicklungsstörung des Sprechens und der Sprache betroffenen Kinder mehrsprachig auf (Rothweiler et al., 2007).

Probleme im Zweitspracherwerb abgrenzen

Ungünstige Erwerbsbedingungen, wie ein mangelnder quantitativer oder qualitativer Sprachinput oder eine geringe Alltagsrelevanz der Sprache können dazu führen, dass viele Kinder mit Migrationshintergrund zum Schulbeginn die deutsche Sprache nicht ausreichend beherrschen (Caspar & Leyendecker, 2011; Rothweiler et al., 2007). Die Diagnostik von umschriebenen Entwicklungsstörungen des Sprechens und der Sprache steht daher nicht nur vor der Herausforderung, die Unterscheidung zwischen einer Sprachstörung und der normalen Variationsbreite des Spracherwerbs zu treffen, sondern muss auch die sprachlichen Fähigkeiten eines Kindes vor dem Hintergrund des Erwerbs von zwei Sprachen beurteilen. Somit ist eine Abklärung erforderlich, ob die sprachlichen Auffälligkeiten Ausdruck des Zweitspracherwerbs sind oder eine umschriebene Entwicklungsstörung des Sprechens und der Sprache in beiden Sprachen zugrunde liegt (Chilla, 2011). Eine Fehldiagnose kann dabei erheblichen Einfluss auf den Bildungsverlauf eines Kindes nehmen. Ein mehrsprachiges Kind, bei dem irrtümlicherweise eine umschriebene Entwicklungsstörung des Sprechens und der Sprache diagnostiziert wurde, könnte zum Beispiel in eine entsprechende Förderschule eingeschult werden, obwohl seine sprachlichen Auffälligkeiten im Deutschen dem regulären Zweitspracherwerb zuzuordnen sind. Allerdings könnten mehrsprachigen Kindern, die unter umschriebenen Entwicklungsstörungen des Sprechens und der Sprache leiden, sprachtherapeutische Maßnahmen verwehrt bleiben, da die sprachlichen Symptome als solche nicht erkannt werden (Chilla, 2014). Die Entscheidung für oder gegen eine Behandlung und die Festlegung, welche Art von Intervention angemessen ist, hängen somit maßgeblich von der Ursache der Defizite ab.

Diese Abgrenzung wird durch die Ähnlichkeit der Symptome einer umschriebenen Entwicklungsstörung des Sprechens und der Sprache und der typischen Merkmale des Zweitspracherwerbs erschwert: So ähneln die Fehler von zweisprachig aufwachsenden Kindern denen von monolingualen Kindern mit einer umschriebenen Entwicklungsstörung des Sprechens und der Sprache. Zweisprachige Kinder mit einer umschriebenen Entwicklungsstörung des Sprechens und der Sprache machen Fehler, die auch bei unbeeinträchtigten bilingualen Kindern auftreten können (Lüke, 2011; Paradis, 2010; Voet et al., 2013).

Um eine umschriebene Entwicklungsstörung des Sprechens und der Sprache bei mehrsprachigen Kindern diagnostizieren zu können, müssen die sprachlichen Defizite in beiden Sprachen bestehen. Für die Diagnostik wird daher gefordert, die sprachlichen Kompetenzen sowohl in der Erstsprache als auch in der Umgebungssprache zu erfassen (Chilla, 2011; Lüke, 2011;

Triachi-Hermann, 2007). Hierfür müssen die Erwerbsbedingungen in beiden Sprachen erhoben werden (Chilla, 2011; Lüke, 2011; Triachi-Hermann, 2007). Wichtige Aspekte stellen hier die bisherige Sprachentwicklung, die Zeitspanne, seit der ein Kind Kontakt mit der jeweiligen Sprache hat, sowie Umfang und Qualität des sprachlichen Inputs dar. Darüber hinaus sind die soziokulturellen Lebensbedingungen, die Motivation eines Kindes und das Auftreten von Sprachauffälligkeiten in der Familie relevant (Chilla, 2011; Lüke, 2011; Voet et al., 2013).

Kontext der Sprachstörung beachten

Typische Risikofaktoren für eine Sprachentwicklungsverzögerung bei monolingualen Kindern können dabei nicht uneingeschränkt auf bilinguale Kinder übertragen werden. So konnten Kiese-Himmel, Sellner und Bockmann (2013) mit ihrer Untersuchung zum expressiven Wortschatz von bilingualen und monolingualen Kindern (durchschnittliches Alter 22,5 Monate) zeigen, dass bilinguale Kinder zwar über einen geringeren Wortschatz im Deutschen verfügen, der Gesamtwortschatz (Erstsprache und Umgebungssprache Deutsch) aber mit dem Wortschatzumfang monolingual deutschsprachiger Kinder vergleichbar ist. Ein geringerer Wortschatzumfang in der Umgebungssprache ist bei mehrsprachigen Kindern somit kein ausreichender Hinweis für eine verzögerte Sprachentwicklung.

Wortschatzumfang ist nicht zentral

Bei Anzeichen einer umschriebenen Entwicklungsstörung des Sprechens und der Sprache empfiehlt Lüke (2011), den Sprachstand im Deutschen mithilfe eines etablierten psychometrischen Testverfahrens in deutscher Sprache zu erheben. Die Kompetenzen in der Zweitsprache sollten anschließend entweder durch einen Muttersprachler oder durch ein geeignetes Screeningverfahren, welches für die Erstsprache des Kindes vorliegen muss, eingeschätzt werden. Dabei sollte die Sprachdiagnostik stets eine umfangreiche Erhebung darstellen, die zusätzlich zur Sprachkompetenz auch die Entwicklungsbedingungen und die aktuellen sprachlichen Lern- und Erfahrungsräume berücksichtigt (Chilla, Rothweiler & Babur, 2010). Die Bedeutung dieser Forderungen konnte auch durch die Evaluation von De Lamo White und Jin (2011) bestätigt werden, die in diesem Zusammenhang zeigte, dass eine ganzheitliche Beurteilung der kommunikativen Fähigkeiten, die das soziale und kulturelle Umfeld berücksichtigt, eine optimale Einschätzung der sprachlichen Fähigkeiten bilingualer Kinder ermöglicht.

Allerdings fehlt es oft an Diagnostikern, die die Erstsprache des Kindes selber beherrschen und so in der Lage sind, diese angemessen zu beurteilen. Darüber hinaus liegen oft keine ausreichenden Informationen über die Symptomatik und den Verlauf einer umschriebenen Entwicklungsstörung des Sprechens und der Sprache in der Erstsprache des Kindes oder bei der Kombination der jeweiligen Erst- und Umgebungssprache vor (Chilla, 2011; Triachi-Hermann, 2007). Auffällige Ergebnisse in einem an monolingualdeutschsprachigen Kindern normierten Verfahren können demnach nur einen

Hinweis darauf geben, dass die Sprachleistung im Deutschen nicht den altersgerechten Fähigkeiten monolingual-deutschsprachig aufwachsender Kinder entspricht (Caspar & Leyendecker, 2011; Lüke, 2011). Somit besteht für die Diagnostik bei mehrsprachigen Kindern ein Mangel an geeigneten Verfahren, da viele nicht für die Anforderungen des Spracherwerbs vor dem Hintergrund eines Migrationskontextes konstruiert oder normiert sind (Chilla, 2011; Triachi-Hermann, 2007; Voet Cornelli et al., 2013). In Abschnitt 6.2 dieses Buches werden verschiedene Verfahren für mehrsprachige Kinder vorgestellt, die (teilweise mit Einschränkungen) dennoch verwendet werden können.

3 Methodische Anforderungen an die Sprachdiagnostik

Um ein verlässliches Urteil über die sprachlichen Fähigkeiten eines Kindes zu erhalten, muss das angewendete Fragebogen- oder Testverfahren verschiedene Anforderungen erfüllen. Als zentrale Gütekriterien müssen Objektivität, Reliabilität und Validität eines Verfahrens nachgewiesen werden (Bühner, 2010; Petermann & Daseking, 2015). Darüber hinaus werden als Nebengütekriterien auch die Normierung, Vergleichbarkeit, Ökonomie und Nützlichkeit eines Tests bzw. eines Fragebogens beurteilt. Das Manual des Verfahrens sollte informieren, inwiefern die einzelnen Gütekriterien erfüllt werden und welche aktuellen Validierungsstudien vorliegen.

3.1 Objektivität

Objektivität als Basis der Sprachtestung

Die Objektivität eines Tests ist gegeben, wenn verschiedene Testanwender bei derselben Testperson das gleiche Ergebnis erzielen und die Testergebnisse somit unabhängig vom Testanwender und Testauswerter sind (Bierhoff & Petermann, 2014). Dabei werden für dieses Gütekriterium die Durchführungs-, Auswertungs- und Interpretationsobjektivität unterschieden.

Die *Durchführungsobjektivität* ist gegeben, wenn das Testergebnis unabhängig von der Person ist, die den Test durchführt. Um dies zu gewährleisten, sollte ein Testverfahren über eine standardisierte Vorgehensweise und exakte Testanweisungen verfügen. So kann verhindert werden, dass Abweichungen in der Durchführung des Tests auftreten.

Die *Auswertung* eines Tests ist objektiv, wenn bei einem vorliegenden Protokollbogen das Testergebnis unbeeinflusst von der Person des Testauswerters ist. Dies ist insbesondere bei geschlossenen Antwortformaten (z. B. Richtig-Falsch-Aufgaben oder Multiple-Choice-Aufgaben) gegeben. Für die Auswertung von offen gestellten Fragen müssen exakte Richtlinien formuliert und empirisch überprüft sein, um die Objektivität in diesem Bereich sicherzustellen (Moosbrugger & Kelava, 2012).

Darüber hinaus muss ein entsprechender Testwert anhand von Vergleichswerten (Normen) interpretiert werden und frei von subjektiven Deutungen sein. Demnach führen bei vorliegender *Interpretationsobjektivität* dieselben Ergebnisse verschiedener Testpersonen auch bei unterschiedlichen Untersuchern zu den gleichen Schlussfolgerungen.

Fazit:

Auf den ersten Blick scheint die Objektivität insgesamt eher ein unproblematisches Gütekriterium zu sein. Bei standardisierten, quantitativ auswertbaren Testverfahren, kontrollierten Durchführungsbedingungen und geschulten Testanwendern ist von einer sehr hohen Objektivität auszugehen. Allerdings besteht besonders in der Arbeit mit Kindern die Schwierigkeit, Handlungen und Äußerungen exakt zu bewerten, weswegen nur selten für ein Testverfahren eine vollständige Objektivität besteht (Lohaus & Vierhaus, 2015). Eine notwendige Voraussetzung für eine objektive Testdurchführung ist die Verwendung eines standardisierten Materialsatzes. Auch vermeintlich geringfügige Veränderungen des Testmaterials beeinflussen bei Entwicklungstests die erzielbaren Ergebnisse entscheidend.

Nach Macha und Petermann (2013, S. 189f.) kann man den Standardisierungsgrad einer Testaufgabe aufgrund von fünf Kriterien bewerten: (1) Konkretheit, Attraktivität und Kindesangemessenheit des Testmaterials, (2) die Klarheit der Handlungsanweisungen für den Untersucher, (3) die wörtliche Formulierung sprachlicher Instruktionen, (4) die Sicherstellung günstiger Rahmenbedingungen (z. B. Sitzposition und Tageszeit bei Testdurchführung) und (5) das Umgehen mit Fragen und typischen Verhaltensweisen von Kindern, die den Testablauf beeinträchtigen können. Weiterhin sollte das Manual (Testhandbuch) dem Untersucher Hinweise zu einem dem Alter des Kindes angepassten Untersuchungsstil liefern. Zusätzlich müssen präzise Hinweise formuliert sein, wie mit Aufgabenverweigerungen umzugehen ist und unter welchen Bedingungen eine Testauswertung (oder auch eine Teilauswertung) sowie eine Interpretation der Ergebnisse dennoch zulässig ist (siehe dazu detailliert Macha & Petermann, 2013, S. 190)

Objektivität hängt vom Standardisierungsgrad ab

3.2 Reliabilität

Die Reliabilität eines Tests gibt Auskunft darüber, wie genau ein Verfahren ein Merkmal erfasst, unabhängig davon, was der Test vorgibt zu messen (Lienert & Raatz, 1998). Dabei steigt der Grad der Genauigkeit an, je kleiner der Anteil von Fehlereinflüssen (z. B. Müdigkeit der Testperson, Störungen während der Testsituation) gehalten wird (Bierhoff & Petermann, 2014). Der Reliabilitätskoeffizient (r) als Maß der Messgenauigkeit kann dabei einen Wert zwischen Null und Eins annehmen, wobei ein niedriger Wert für

Reliabilitätskoeffizienten als Bewertungsgrundlage

eine geringe und ein hoher Wert für eine große Zuverlässigkeit stehen. Bei einem reliablen Verfahren sollten die Reliabilitätskoeffizienten einen Wert von $r=.70$ nicht unterschreiten, Werte zwischen $r=.80$ bis .95 werden als zufriedenstellend bis sehr gut bewertet (Macha & Petermann, 2006; Moosbrugger & Kelava, 2012).

Im Rahmen des Gütekriteriums Reliabilität kann zwischen der Retest-Reliabilität, Paralleltest-Reliabilität, Testhalbierungsreliabilität und internen Konsistenz als unterschiedliche Vorgehensweisen zur Bestimmung der Zuverlässigkeit eines Verfahrens differenziert werden.

Retest-Reliabilität

Zur Berechnung der *Retest-Reliabilität* wird ein Testverfahren zu zwei verschiedenen Erhebungszeitpunkten durchgeführt und die Korrelation zwischen beiden Testergebnissen ermittelt. Die Berechnung der Retest-Reliabilität im Rahmen von Entwicklungstests ist jedoch schwierig. Aufgrund von Lerneffekten und Entwicklungsfortschritten kann zum späteren Erhebungszeitpunkt eine höhere Testleistung erwartet werden, wodurch Veränderungen der erfassten Leistungen nicht mehr ausschließlich auf Messfehler (= Lerneffekte aufgrund der wiederholten Testdurchführung) zurückzuführen sind (Petermann & Macha, 2005).

Paralleltest-methode

Eine weitere Methode zur Ermittlung der Reliabilität stellt die *Paralleltestmethode* dar. Hierbei werden auf Grundlage umfangreicher Testaufgaben (nach einer Testanalyse) zwei vergleichbare Testversionen gebildet, die in einem kurzen zeitlichen Abstand zueinander von der gleichen Stichprobe zur Bearbeitung vorgegeben werden. Anschließend kann der Grad der Übereinstimmung in Form des Reliabilitätskoeffizienten berechnet und angegeben werden. Insbesondere bei der Überprüfung von Kindern gilt für diese Methode, dass der zeitliche Abstand zwischen den jeweiligen Testungen nicht allzu lang sein sollte, da sonst Entwicklungsfortschritte die Ergebnisse der Paralleltest-Reliabilität beeinflussen können (Lohaus & Vierhaus, 2015).

Im Vergleich zu den beiden zuvor beschriebenen Methoden ist zur Bestimmung der *Testhalbierungs-Reliabilität* lediglich eine Testung nötig. Folglich kann bei diesem Vorgehen eine Beeinflussung des Testergebnisses durch die Entwicklungsfortschritte eines Kindes ausgeschlossen werden. Der Test wird anhand eines definierten Kriteriums in zwei vergleichbare Testhälften aufgeteilt. Hierzu können beispielsweise Paarlinge von Testaufgaben nach Itemschwierigkeit und Trennschärfe gebildet oder Items nach dem Zufallsprinzip ausgewählt werden. Die Testhälften werden anschließend miteinander korreliert und die Korrelation auf die Gesamtlänge des Verfahrens übertragen (Esser & Petermann, 2010).

Interne Konsistenz

Die Bestimmung der *internen Konsistenz* erfolgt ähnlich wie die Berechnung der Testhalbierungs-Reliabilität. Dabei wird jedoch keine spezifische

Teilung des Tests vorgenommen, sondern die durchschnittliche Reliabilität aller möglichen Testhalbierungen ermittelt. Die Berechnung erfolgt dabei häufig über den Alpha-Koeffizienten nach Cronbach. Allerdings sollte bei der Ergebnisinterpretation berücksichtigt werden, dass die Anzahl der Testaufgaben im engen Zusammenhang mit dem Wert von Alpha steht (je größer die Anzahl der Testaufgaben, desto höher auch Cronbachs Alpha). Der Vorteil dieser Methode besteht darin, dass nur eine Testung erforderlich und die Reliabilitätsbestimmung unabhängig von den jeweiligen Testhälften ist.

Die häufigste Kenngröße: Cronbachs Alpha

3.3 Validität

Objektivität und Reliabilität sind Voraussetzungen für die Gültigkeit (Validität) eines Verfahrens, nach der ein Test wirklich das misst, was er vorgibt zu messen (Macha, Proske & Petermann, 2005). Sie stellt das wichtigste Gütekriterium dar und beschreibt die inhaltliche Übereinstimmung zwischen dem gemessenen Merkmal und dem Merkmal, welches gemessen werden soll. Unterschieden werden dabei die Inhaltsvalidität, Kriteriumsvalidität und Konstruktvalidität.

Inhaltsvalidität als Basisvoraussetzung

Die *Inhaltsvalidität* gibt an, ob der Test augenscheinlich das beschriebene Merkmal wirklich bzw. hinreichend genau misst oder ein anderes Merkmal erfasst. So sollten Tests, die direkt beobachtbare Merkmale (z. B. motorische Fähigkeiten) erfassen, auch Aufgabenstellungen enthalten, anhand derer diese Kompetenzen eingeschätzt werden können. Für komplexere Verfahren ist eine zugrunde liegende theoretische Fundierungen empfehlenswert bzw. sollte eine empirische Verankerung des Konzepts bestehen (Esser & Petermann, 2010). Je nachdem, welche Art von Merkmal erfasst werden soll, kann sich die Bestimmung der Inhaltsvalidität als einfacher oder komplexer erweisen.

Die *Kriteriumsvalidität* beschreibt den Zusammenhang der Testleistungen mit einem Außenkriterium, welches ebenfalls das entsprechende Merkmal erfasst. Dabei wird unterschieden, ob das Kriterium gegenwärtig existiert (konvergente oder konkurrente Validität) oder in der Zukunft liegt (prognostische oder prädiktive Validität). Im Rahmen der konvergenten Validitätsbestimmung kann beispielsweise ein Verfahren zur Überprüfung von Schulleistungsstörungen mit den aktuellen Schulnoten korreliert werden. Zudem können für die Kriteriumsvalidität bereits existierende valide Verfahren, die dasselbe Merkmal erfassen, herangezogen werden. Hierzu werden an einer Stichprobe zwei Verfahren durchgeführt und die Testergebnisse im Anschluss miteinander korreliert. Im Falle, dass beide Verfahren wirklich dasselbe messen, werden sich hier entsprechende Korrelationen zeigen. Die prognostische Validität gibt an, ob das Testergebnis eine spätere Merkmalsausprägung bzw. den Entwicklungsverlauf richtig vorhersagt.

Konstruktvalidität verlangt, dass die Aussage eines Testverfahrens in einem eindeutigen Bezug zu einem theoretischen, latenten Merkmal (= Konstrukt) steht. Das bekannteste Beispiel für ein in der Testentwicklung seit mehr als 100 Jahren bearbeitetes Konstrukt bildet die Intelligenz. So untersucht man im Falle der Intelligenz, ob Arbeitsgedächtnis, logisches Denken, die Schnelligkeit der Informationsverarbeitung usw. Intelligenz „ausmachen". Am häufigsten prüft man die Konstruktvalidität eines Testverfahrens mithilfe einer (konfirmatorischen) Faktorenanalyse (= faktorielle Validierung). Prinzipiell kann man auch über experimentelle Verfahren oder die Analyse der zeitlichen Stabilität von Messwerten ihre Konstruktvalidität überprüfen (vgl. Wirtz, 2016). So würde man bei der Überprüfung der Konstruktvalidität eines Intelligenztests von einer theoriekonformen Stabilität des Merkmals „Intelligenz" ausgehen, was sich in den Berechnungen zeigen müsste.

3.4 Normierung

Normierung = Einordnung einer Person in ein Bezugssystem

Für die Einordnung der individuellen Testergebnisse sollte für jedes Verfahren ein entsprechendes Bezugssystem (Normstichprobe) zur Verfügung stehen. Anhand der Normen kann dann entschieden werden, ob eine Testperson im Vergleich zu ihrer Altersgruppe ein zum Beispiel unterdurchschnittliches Ergebnis erzielt hat (Amelang & Schmidt-Atzert, 2006).

Normdaten erfordern pro Altersgruppe *N*=150 minimal

Die Normen sollten aktuell sein (nicht älter als zehn Jahre) und für verschiedene Altersgruppen sowie (bei bekannten geschlechtsspezifischen Einflüssen) auch separat für Mädchen und Jungen vorliegen (Macha et al., 2005). Die Stichprobengröße ist in diesem Zusammenhang besonders entscheidend. So werden Stichprobenumfänge mit weniger als 150 Personen pro Altersgruppe als gering, zwischen 150 und 300 als mittel und Stichproben mit mehr als 300 Personen als hoch bewertet (Weise, 1975, zitiert nach Fisseni, 2004; vgl. auch Esser & Petermann, 2010). Das Testmanual sollte sowohl ausführliche Informationen über die Zusammensetzung, Repräsentativität und Anwerbung der Stichprobe als auch über die Testsituation und den Projektverlauf beinhalten.

3.5 Weitere Gütekriterien

Neben den sogenannten Hauptgütekriterien der Testentwicklung werden eine Vielzahl von Nebengütekriterien diskutiert. So sollen diagnostische Erhebungsverfahren zudem *ökonomisch* sein, das heißt eine möglichst kurze Durchführungsdauer aufweisen, über Testmaterial in einem für den Verwendungszweck angemessenen Umfang verfügen sowie einfach durchführbar, auswertbar und interpretierbar sein. Auch sollte das gemessene Merkmal eine *Relevanz* für die Praxis besitzen und seine Erfassung für den Betreffenden einen Nutzen haben (= *Nützlichkeit* eines Testverfahrens). Grundsätzlich sollte vor der Entwicklung eines neuen Verfahrens überprüft werden, ob bereits ein entsprechendes diagnostisches Erhebungsverfahren von hinreichender Qualität existiert.

Sensitivität und Spezifität eines Verfahrens

Zwei weitere wichtige Merkmale zur Beurteilung der Güte eines Testverfahrens stellen die Sensitivität und Spezifität dar. Die *Sensitivität* gibt Auskunft über die Wahrscheinlichkeit, mit der eine auffällige Person als solche identifiziert wird, also ob eine richtige positive Diagnose gestellt wird, wohingegen die *Spezifität* die Wahrscheinlichkeit einer richtigen negativen Diagnose, also ob eine unauffällige Person als solche identifiziert wird, beschreibt. Hinweise zur Sensitivität und Spezifität eines Testverfahrens sind wünschenswert und von hoher praktischer Relevanz, jedoch geben die wenigsten Testverfahren zur Überprüfung der sprachlichen Fähigkeiten Auskunft über diese beiden Kennwerte (IQWiG, 2009).

4 Leistungsspektrum sprachdiagnostischer Verfahren

Die Erfassung des Sprachstands mit speziellen Erhebungsverfahren findet in unterschiedlichen Kontexten und durch verschiedene Berufsgruppen Anwendung. So erfolgt durch die Untersuchungen im Rahmen der kinderärztlichen Vorsorge bereits ab frühester Kindheit eine regelmäßige Dokumentation der sprachlichen Entwicklung. Diese wird im weiteren Entwicklungsverlauf durch flächendeckende Sprachstandsfeststellungen im Kindergarten und allgemeine Einschulungsuntersuchungen ergänzt. Zudem dienen Sprachstandserhebungen im Rahmen der klinischen Diagnostik dazu, Sprachentwicklungsstörungen frühzeitig zu erkennen und diese auf verschiedenen Symptomebenen (z. B. rezeptive und/oder expressive Sprachdefizite) zu erfassen.

4.1 Chancen und Grenzen der Sprachdiagnostik

Sprachdefizite werden durch Gestik und Mimik kompensiert

Vor allem allgemeine Sprachtests bieten die Möglichkeit, verschiedene Bereiche der Sprache zu erfassen. Dies ist entscheidend, da viele Kinder ihre Sprachdefizite im Alltag kompensieren können, indem sie zum Beispiel verstärkt auf Gestik und Mimik zurückgreifen. Im Rahmen der Diagnostik ist diese Kompensationsleistung für Kinder nicht möglich, sodass man einen eindeutigen Eindruck über die Sprachkompetenz eines Kindes erhält. Die differenzierte Erfassung von Stärken und Schwächen in verschiedenen Bereichen bildet somit auch die Basis für eine speziell auf ein Kind abgestimmte Fördermaßnahme. Durch wiederholte Überprüfungen kann zudem die Wirksamkeit bisher erfolgter Förderung dokumentiert werden. Auch bei alltagsintegrierter Sprachförderung sollten die Maßnahmen auf den Entwicklungsstand der Kinder bezogen sein (Ruberg & Rothweiler, 2012).

Die meisten standardisierten Testverfahren sind speziell an den Entwicklungsstand der Kinder angepasst. Sie sind altersangemessen gestaltet und zeichnen sich durch kindgerechte Materialien, wie Spielfiguren und Bildkarten, aus. Durch die abwechslungsreiche Gestaltung meistern Kinder – je nach Alter – die Durchführungszeiten (15 bis 45 Minuten) in der Regel ohne Schwierigkeiten. Viele Kinder genießen zudem die Zeit, in der sie die ungeteilte Aufmerksamkeit eines Erwachsenen erhalten.

Die Ergebnisse eines Kindes in einem standardisierten und normierten Testverfahren ermöglichen eine zuverlässige Einschätzung des Sprachstands. Durch die Angabe standardisierter Werte (wie Prozentränge und T-Werte) kann das Urteil untermauert werden. Zudem wird die Leistung eines Kindes in Beziehung zu anderen Kindern der Altersgruppe gesetzt. Allerdings sollte an dieser Stelle auch berücksichtigt werden, dass insbesondere bei der Sprachentwicklung eine erhebliche interindividuelle Variation besteht und beispielsweise ein Teil der Kinder, die im Alter von 24 Monaten Anzeichen für eine Sprachentwicklungsstörung zeigen, den Rückstand bis zum 36. Lebensmonat wieder aufgeholt haben (vgl. Petermann & Szagun, 2011; Szagun, 2013). Demnach müssen Testergebnisse einer Sprachstandsüberprüfung stets vor dem Hintergrund der kindlichen Erwerbsbedingungen und der allgemeinen Variabilität des Spracherwerbs interpretiert werden. Bei der Rückmeldung der Ergebnisse an die Eltern ist empfehlenswert, auch die Grenzen der klinischen Diagnostik aufzuzeigen, um Ängsten, Nöten aber auch Überschätzungen seitens der Eltern bezüglich der Sprachentwicklung ihres Kindes vorzubeugen.

Variabilität der Sprachentwicklung bedenken

4.2 Abgrenzung von Normalität, Verzögerung und Störung

Obwohl die meisten Kinder im Rahmen der Sprachentwicklung die gleichen Meilensteine durchlaufen, unterscheidet sich der individuelle Spracherwerb dennoch von Kind zu Kind, wodurch das Alter, in dem die Kinder bestimmte Meilensteine erreichen, mitunter erheblich schwankt. Die Abgrenzung einer gesunden, einer verzögerten oder einer gestörten Sprachentwicklung ist dadurch mit besonderen Herausforderungen verbunden.

Definition:

Gemäß der interdisziplinären S2k-Leitlinie (AWMF, 2013) liegt eine *Sprachentwicklungsverzögerung (SEV)* vor, wenn bei einem Kind bis zum 36. Lebensmonat eine zeitliche Abweichung der Sprachentwicklung nach unten von der Altersnorm besteht, welche mindestens sechs Monate beträgt. Von einer *Sprachentwicklungsstörung* wird ab dem 36. Lebensmonat gesprochen, wenn zeitliche und inhaltliche Abweichungen von der normalen Sprech- und Sprachentwicklung vorliegen. Dies bedeutet, dass bei einer Sprachentwicklungsstörung Defizite beim Sprachverständnis vorliegen müssen und/oder die Sprachproduktion in gesprochener und geschriebener Sprache in einem oder mehreren Sprachbereichen beeinträchtigt sein muss (AWMF, 2013).

Sprachentwicklungsverzögerung versus Sprachentwicklungsstörung

Auffälligkeiten in der Sprache können unter anderem in folgenden Bereichen auftreten:

- Prosodie,
- Phonetik und Phonologie,
- Lexikon und Semantik,
- Morphologie und Syntax sowie
- pragmatisch-kommunikative Fähigkeiten.

Dabei unterscheidet die interdisziplinäre S2k-Leitlinie (AWMF, 2013) zwischen umschriebenen Sprachentwicklungsstörungen (vgl. Kapitel 5), anderen Störungen des Sprech- und Spracherwerbs (wie Aphasien im Kindesalter) sowie Sprachentwicklungsstörungen in Zusammenhang mit Komorbidität(en). Letztere beziehen sich auf Sprachentwicklungsstörungen, die in Zusammenhang mit oder infolge von anderen Störungsbildern entstehen. Hierzu gehören zum Beispiel Hörstörungen oder genetische Erkrankungen (vgl. Abschnitt 5.1).

Umgebungsbedingte Sprachauffälligkeiten

Einen weiteren Bereich stellen die umgebungsbedingten Sprachauffälligkeiten dar. Diese können zum Beispiel infolge von mangelnder Anregung oder unzureichenden Sprachvorbildern entstehen. Ebenso werden Sprachauffälligkeiten im Kontext von Mehrsprachigkeit mit einbezogen. Sprachgesunde Kinder sind durchaus in der Lage, zwei oder mehrere Sprachen zu erwerben, wenn in den betreffenden Sprachen ein qualitativ und quantitativ ausreichender Input erfolgt (vgl. Abschnitt 2.3).

Können Sprachauffälligkeiten dadurch erklärt werden, dass die Spracherwerbsbedingungen nicht ausreichend für einen erfolgreichen Spracherwerb sind, benötigen Kinder eine entsprechende Förderung (AWMF, 2013). Die Unterscheidung zwischen Förder- und Therapiebedarf wird dabei oft nicht angemessen getroffen (Bishop, 2014; Schrey-Dern, 2014; von Suchodoletz, 2013a, 2013b).

Sprachförderung

Sprachförderung erfolgt in der Regel in Bildungseinrichtungen (wie Kindergärten oder Schulen) und bezieht sich zum Beispiel auf systematisch aufgebaute Sprachförderprogramme oder, vor allem in Kindergärten und Kindertagesstätten, auf die alltagsintegrierte Sprachförderung. Alltagsintegrierte Maßnahmen fördern die Kinder kontinuierlich und gezielt in Alltagssituationen (Jungmann, Koch & Etzien, 2013). Dabei soll die pädagogische Fachkraft mögliche Sprachauffälligkeiten beim Kind frühzeitig erkennen und Alltagssituationen so gestalten, dass sie ideale Bedingungen darstellen, um betroffene Kinder zu fördern. Hierzu gehören unter anderem die sprachliche Begleitung von Handlungen im Alltag sowie die Schaffung spezifischer Kommunikationsanlässe und die Vorbildfunktion der pädagogischen Fachkraft (Petermann, 2015).

Die Förderkonzepte beziehen sich vor allem auf die Förderung des kindlichen Wortschatzes, welcher beispielsweise durch regelmäßig wiederholtes Reimen, Singen und Spielen ausgebaut werden soll (Jüttner & Koch, 2012). Weitere Elemente sind Korrektur- und Modellierungstechniken sowie spezifische Sprachlehrstrategien, wie das „dialogische Bilderbuchlesen". Förderprogramme oder auch additive Fördermaßnahmen zeichnen sich durch ihre theoriebasierte und strukturierte Vorgehensweise aus. Auf Grundlage von theoretischen Vorannahmen wird der pädagogischen Fachkraft mithilfe eines umfassend ausgearbeiteten Manuals ein konkretes Konzept zur Förderung der Kinder bereitgestellt (Petermann, 2015). Je nach Schwerpunkt der Programme werden verschiedene Sprachbereiche oder vorsprachliche Basisfähigkeiten nach einem vorgeschriebenen Zeitplan mit standardisierten Materialien gefördert (Jungmann et al., 2013).

Dialogisches Bilderbuchlesen

Eine einzelfallbezogene, durch eine umfassende Indikationsstellung begründete *Sprachförderung* erfolgt durch eine Sprachtherapie. Eine *Sprachtherapie* richtet sich an Kinder mit primärer oder sekundärer Sprachentwicklungsstörung und hat die Verbesserung der Sprechfreude sowie die Wiederherstellung oder Kompensation eingeschränkter kommunikativer Fähigkeiten zum Ziel (Schrey-Dern, 2014; von Suchodoletz, 2013a, 2013b). Sowohl die Arbeit mit dem Kind als auch die Anleitung der Eltern sind in der Sprachtherapie von zentraler Bedeutung (Kannengieser, 2012; Sallat, 2014; Zorowka, 2008). Das Kind soll den Bezug zwischen sprachlichen Äußerungen und deren Bedeutung erkennen und lernen (von Suchodoletz, 2009). Dabei wird zwischen strukturiert übenden und naturalistischen Ansätzen unterschieden. Nach dem strukturiert übenden Ansatz werden Kinder dazu angeleitet, Fehler in der eigenen Sprache zu erkennen, wohingegen naturalistische Therapieansätze von natürlichen Spracherwerbsmechanismen ausgehen, bei denen die Kinder sprachliche Regeln intuitiv erfassen und übernehmen sollen (von Suchodoletz, 2009). Strukturiert übende Therapieansätze verfolgen dabei heilpädagogische, lerntheoretische Grundsätze, die oft mit verhaltenstherapeutischen Strategien (Lernen am Modell) kombiniert werden (von Suchodoletz, 2009). Der naturalistische Therapieansatz versucht hingegen, in möglichst natürlichen Kommunikationssituationen die im Kind vorhandenen Erwerbsmechanismen zu aktivieren (von Suchodoletz, 2009).

Sprachtherapie als indikationsbezogene Förderung

5 Sprachentwicklungsstörungen

Die Angaben zur Prävalenz der Sprachentwicklungsstörungen schwanken erheblich. Abhängig davon, welche Definition zugrunde gelegt oder welches Fragebogen- oder Testverfahren zur Erhebung angewendet wird, finden sich Angaben zwischen 0,6 bis über 20 % (vgl. IQWiG, 2009). Wird die Definition der ICD-10 zugrunde gelegt, treten umschriebene Entwicklungsstörungen des Sprechens und der Sprache bei 5 bis 8 % aller Kinder auf, wobei Jungen zwei- bis dreimal häufiger betroffen sind als Mädchen (Tomblin et al., 1997; von Suchodoletz, 2013a). Da Aufholeffekte ab dem dritten Lebensjahr ohne Therapie nicht zu erwarten sind, bleiben betroffene Kinder in ihrem Entwicklungsrückstand stabil oder fallen noch weiter ab, sodass sich die Symptomatik verfestigt und Defizite bis ins Schulalter und darüber hinaus bestehen bleiben können (Siegmüller, 2011).

5.1 Abgrenzung zwischen primären und sekundären Sprachstörungen

Sprachdefizite können Symptome verschiedener Störungsbilder darstellen. So zeigen sich Sprachauffälligkeiten infolge neuronaler Schädigungen (zum Beispiel bei Aphasien), bei Intelligenzminderung oder psychischen Störungen (wie Mutismus). Zudem zeigen sich Sprachdefizite infolge peripherer oder zentraler Hörschädigungen (vgl. u. a. Hogan, Shipley, Strazdins, Purcell & Baker, 2011; Kiese-Himmel, 2009; Ptok & Eysholdt, 2005) und können infolge sozialer Vernachlässigung auftreten (vgl. Curtiss, 1977; Fromkin, Krashen, Curtiss, Rigler & Rigler, 1974). Darüber hinaus können sprachliche Auffälligkeiten Symptome genetischer Erkrankungen wie Down- oder Williams-Syndrom oder einer Autismus-Spektrum-Störung sein (Cleland, Wood, Hardcastle, Wishart & Timmins, 2010; Martens, Wilson & Reutens, 2008; Rißling & Petermann, 2012a). In diesen Fällen wird von *sekundären Sprachstörungen* gesprochen, da die Sprachdefizite durch eine andere Erkrankung oder psychosoziale Umstände erklärt werden können. Werden diese Faktoren als Ursache sprachlicher Beeinträchtigungen ausgeschlossen, liegt eine *primäre Sprachstörung* vor, zu denen

Primäre Sprachstörung als Entwicklungsstörung

die umschriebenen Entwicklungsstörungen des Sprechens und der Sprache gehören.

Umschriebene Entwicklungsstörungen des Sprechens und der Sprache

Die umschriebenen Entwicklungsstörungen des Sprechens und der Sprache bilden die häufigsten Entwicklungsstörungen (AWMF, 2013; von Suchodoletz, 2013a). Sie sind durch eine hohe Variabilität der Symptomatik in Abhängigkeit vom Alter gekennzeichnet, gehen mit zahlreichen Folgen für die psychosoziale, kognitive und emotionale Entwicklung einher und nehmen Einfluss auf die Bildung und gesellschaftliche Teilhabe (Durkin & Conti-Ramsden, 2010; AWMF, 2013; Ptok et al., 2014; Schrader, Helmke & Hosenfeld, 2008; Webster et al., 2006). Die Diagnostik von umschriebenen Entwicklungsstörungen des Sprechens und der Sprache muss daher einerseits verschiedene Sprachebenen und Basiskompetenzen des Spracherwerbs erfassen, um das individuelle sprachliche Leistungsprofil eines Kindes abzubilden und andererseits komorbide Beeinträchtigungen und psychosoziale Folgen berücksichtigen (AWMF, 2013; Metz & Petermann, 2010).

5.2 Symptomatik der Sprachentwicklungsstörung

Im Rahmen der umschriebenen Entwicklungsstörung des Sprechens und der Sprache können sich Sprachdefizite auf einzelnen Ebenen (Phonetik/Phonologie, Lexikon/Semantik, Syntax/Morphologie, Pragmatik) manifestieren oder in Kombinationen auftreten (AWMF, 2013; Siegmüller, 2011; Zorowka, 2008). Beachtet werden muss, dass die störungsspezifischen Symptome der umschriebenen Entwicklungsstörung des Sprechens und der Sprache abhängig von der jeweiligen Sprache und Kultur eines Kindes sind. Kauschke, Lee und Pae (2007) konnten beim Vergleich der sprachlichen Leistungen von koreanischen und deutschen Kindern mit umschriebenen Entwicklungsstörungen des Sprechens und der Sprache zwar lexikalische Probleme als sprachübergreifendes Merkmal der umschriebenen Entwicklungsstörung des Sprechens und der Sprache bestimmen, die Untersuchung von Leonard (2014) verdeutlicht jedoch, dass sich vor allem auf grammatikalischer Ebene unterschiedliche Fehlertypen und somit entsprechend unterschiedliche Erscheinungsformen der umschriebenen Entwicklungsstörung des Sprechens und der Sprache zeigen. So stellen Fehler der Verbstellung im Deutschen ein oft beobachtetes Symptom der umschriebenen Entwicklungsstörung des Sprechens und der Sprache dar, wohingegen Tempusfehler sich oft in den romanischen Sprachen (z. B. Französisch, Spanisch, Italienisch) zeigen (Leonard, 2014).

Bei mehrsprachigen Kindern steht die Diagnostik somit nicht nur vor der Herausforderung, die Unterscheidung zwischen einer umschriebenen Entwicklungsstörung des Sprechens und der Sprache und der normalen Variationsbreite des Spracherwerbs zu treffen, sondern sie muss auch die sprachlichen Kompetenzen eines Kindes vor dem Hintergrund des Erwerbs von zwei oder mehr Sprachen beurteilen. Die folgenden Ausführungen zur Symptomatik der umschriebenen Entwicklungsstörung des Sprechens und der Sprache beziehen sich daher im Schwerpunkt auf die Erscheinungsform in der deutschen Sprache. Einige Aspekte, wie lexikalische Defizite, sind jedoch auch sprachübergreifend nachweisbar.

Phonetisch-phonologische Ebene

Phonetische Störungen

Auf der ersten Sprachebene (Laut) ist zwischen Phonetischen und Phonologischen Störungen zu unterscheiden. *Phonetische Störungen* sind durch motorisch bedingte Fehlbildungen von Lauten gekennzeichnet, die sich nicht auf die Bedeutungsunterscheidung von Wörtern auswirken (z. B. Sigmatismus). Artikulationsmotorische Ursachen können beispielsweise eine mangelnde Wangenspannung oder ein mangelnder Zungentonus darstellen (Weinrich & Zehner, 2011). Weitere mögliche Ursachen sind Defizite im peripheren Hörvermögen oder falsch erworbene Artikulationsmuster (Schwytay, 2011). Auch Fox, Dodd und Howard (2002) konnten Hörprobleme, Schwangerschafts- beziehungsweise prä- oder perinatale Komplikationen sowie ein lang andauerndes Nuckeln als Risikofaktoren für Sprechstörungen identifizieren. Zudem wies ein Großteil der in ihrer Studie untersuchten Kinder eine positive Familiengeschichte hinsichtlich Artikulationsstörungen auf (Fox et al., 2002).

Phonologische Störungen

Phonologische Störungen kennzeichnen insbesondere abweichende Lautbildungen (Auslassungen, Vertauschung oder Ersetzungen) von einzelnen Lauten oder ganzen Lautgruppen, die oft Ausdruck phonologischer Vereinfachungsprozesse sind (Fox, 2011; Zorowka, 2008). Mögliche Ursachen stellen nach Konopatsch (2011) periphere Hörschädigungen, zentral-auditive Verarbeitungsstörungen sowie eine genetische Disposition oder prä- oder perinatale Komplikationen dar, wobei oft auch keine dieser Ursachen direkt nachgewiesen werden kann. Im Rahmen der Phonologischen Störung können Laute zwar motorisch korrekt gebildet, aber nicht korrekt angewendet werden.

Nach Weinrich und Zehner (2011) können phonetische und phonologische Beeinträchtigungen jedoch auch gleichzeitig auftreten, was eine exakte Abgrenzung in der Praxis erschweren kann. *Sprechstörungen* gelten als gut behandelbar und (im Gegensatz zu den Sprachstörungen) als weniger stabil. Zeigen zur Einschulung noch viele Kinder Auffälligkeiten in der Aussprache, werden solche Störungen am Ende des Grundschulalters nur noch selten beobachtet (Kany & Schöler, 2014).

Lexikalisch-semantische Ebene

Auf lexikalisch-semantischer Ebene können sich Defizite im aktiven und passiven *Wortschatz* zeigen (AWMF, 2013; von Suchodoletz, 2013b). Kinder mit umschriebenen Entwicklungsstörungen des Sprechens und der Sprache zeigen oft Wortfindungsschwierigkeiten und eine verlangsamte Entwicklung des Wortschatzes (Beier & Siegmüller, 2013; Glück & Elsing, 2014). Messer und Dockrell (2013) konnten dabei einen Zusammenhang zwischen Wortfindungsschwierigkeiten und Defiziten in der Semantik nachweisen und identifizierten Wortfindungsschwierigkeiten zudem als Prädiktor für Beeinträchtigungen im Leseverständnis.

Neben den quantitativen Defiziten zeigen sich aber auch qualitative Einschränkungen. So konnten Kauschke, Fauck und Nachbarschulte (2010) in ihrer Querschnittstudie zur umschriebenen Entwicklungsstörung des Sprechens und der Sprache feststellen, dass Betroffene im Vorschulalter über eine unzureichende hierarchische Organisation des mentalen Nomen- und Verblexikons verfügen. Der Wortschatz der untersuchten Kinder mit umschriebenen Entwicklungsstörungen des Sprechens und der Sprache war im Vorschulalter vor allem durch die Verwendung von Basisbegriffen gekennzeichnet, wohingegen unbeeinträchtigte Gleichaltrige schon deutlich mehr abstrakte Begriffe (z. B. das Wort „Freiheit“) verwendeten (Kauschke et al., 2010). Zwar gleicht sich mit etwa neun Jahren der Aufbau des mentalen Lexikons dem von unbeeinträchtigten Kindern an, die Ergebnisse liegen jedoch weiterhin mehrheitlich im auffälligen Bereich (Kauschke et al., 2010).

Darüber hinaus können das häufige Verwenden von Floskeln oder Passe-par-tout-Wörtern (wie „Sachen“ oder „Dings“) und ein unspezifisches Antwortverhalten bei Kindern mit umschriebenen Entwicklungsstörungen des Sprechens und der Sprache beobachtet werden (Glück & Elsing, 2014; AWMF, 2013; von Suchodoletz, 2013b). Die Verwendung von Passe-par-tout-Wörtern oder ein unspezifisches Antwortverhalten können dabei Ausdruck eines gestörten Wortverständnisses sein (Glück & Elsing, 2014).

Passe-par-tout-Wörter als Hinweis auf gestörtes Wortverständnis

Morphologisch-syntaktische Ebene

Auf morphologisch-syntaktischer Ebene treten Probleme im Gebrauch morphologischer Regeln (z. B. bei der Verwendung von Kasus, Tempus, Subjekt-Verb-Kongruenz oder Pluralbildung) und syntaktischer Regeln (wie der Verbzweitstellung) auf (AWMF, 2013; Thelen, 2014; Siegmüller, 2011). Die mangelnde Fähigkeit, die Regeln und Strukturen der Wort- und Satzbildung zu erwerben, wird auch als *Dysgrammatismus* bezeichnet (von Suchodoletz, 2013a; Zorowka, 2008). Wortschatzdefizite und Dysgrammatismus werden oft als Leitsymptome der umschriebenen Entwicklungsstörung des Sprechens und der Sprache beschrieben (Thelen, 2014; von Suchodoletz, 2013b).

Dysgrammatismus

Grammatikalische Auffälligkeiten im Kindergartenalter

Vor allem im *Kindergartenalter* zeigen sich viele grammatikalische Auffälligkeiten, wie das Auslassen obligatorischer Satzteile, Wortstellungs- und morphologische Fehler und eine Äußerungslänge, die sich auf wenige Wörter beschränkt (Kany & Schöler, 2014; Kauschke, 2011; Siegmüller, Gnadt, Baumann, Meyer & Gosewinkel, 2016; von Suchodoletz, 2013b). Zudem können die Kinder dadurch auffallen, dass sie kaum Fragen oder Nebensätze produzieren (Siegmüller, 2011).

Im *Vorschulalter* besitzen Kinder bereits ein implizites Wissen über die Regeln und Strukturen ihrer Muttersprache. Im Gegensatz zu unbeeinträchtigten Kindern zeigen Kinder mit umschriebenen Entwicklungsstörungen des Sprechens und der Sprache Schwierigkeiten, Sätze auf ihre grammatikalische Korrektheit hin zu bewerten, was darauf zurückzuführen ist, dass beeinträchtigte Kinder kaum grammatikalisches Regelwissen erworben haben (Thelen, 2014). Im Vorschulalter muss die Diagnostik klären, ob grammatikalische Auffälligkeiten Ausdruck einer umschriebenen Entwicklungsstörung des Sprechens und der Sprache sind oder für den Entwicklungsverlauf typische Fehler darstellen (wie z. B. bei der Übergeneralisierung) (Siegmüller et al., 2016; Zorowka, 2008). So stellt für das Deutsche die *unflektierte Verbzweitstellung* (beispielsweise „Mama kaufen Brot.“) das Kardinalsymptom im Vorschulalter dar. Bei jüngeren Kindern zeigt sich jedoch auch oft eine Finalstellung unflektierter Verben („Mama Brot kaufen.“), wobei meist eine Zeit lang flektierte Verbzweit- und unflektierte Verbendstellung gleichzeitig produziert werden (Thelen, 2014). Zwar werden morphologisch-syntaktische Defizite im Alltag vor allem in der Produktion von Sprache offensichtlich, aber auch im Sprachverständnis treten Schwierigkeiten auf (Zorowka, 2008). So zeigen sich auch Beeinträchtigungen beim Verstehen und Produzieren von W-Fragen (AWMF, 2013; Siegmüller, 2013; Thelen, 2014).

Typische Sprachauffälligkeiten im Grundschulalter

Im frühen *Grundschulalter* weisen die betroffenen Kinder im Vergleich zu Gleichaltrigen eingeschränkte Erzählfähigkeiten sowie Einschränkungen in spezifischen Bereichen wie Wortprosodie oder der phonologischen Bewusstheit auf (Kauschke, 2011; von Suchodoletz, 2013b). Beeinträchtigungen in der Erzählfähigkeit und im Textverständnis beeinflussen die Textgrammatik und sind im Schulalter daher von zentraler Bedeutung. Ringmann und Siegmüller (2013) identifizierten in ihrer Studie die syntaktischen Fähigkeiten, insbesondere die Verbstellung und die Subjekt-Verb-Kongruenz, als Basiskompetenzen für die Entwicklung der Erzählfähigkeit. Im Gegensatz zu unbeeinträchtigten Kindern zeigten Kinder mit umschriebenen Entwicklungsstörungen des Sprechens und der Sprache mit zunehmendem Alter keine Verbesserung in der Erzählfähigkeit. Dies führen die Autorinnen auf die Defizite auf syntaktischer Ebene zurück, die eine Erweiterung der Kompetenzen im Bereich der Erzählfähigkeit erschweren. Weiter zeigen sich Schwierigkeiten beim Nacherzählen von Erlebnissen sowie beim Verständnis von Mehrdeutigkeiten oder Ironie, die bis ins Jugend- und Erwachsenenalter hinein bestehen bleiben können (von Suchodoletz, 2013b).

Fehler in der Spontansprache bilden sich zurück

Im weiteren Verlauf des Grundschulalters gehen offensichtliche Fehler in der Spontansprache allmählich zurück. Dies bedeutet jedoch nicht, dass die sprachlichen Defizite überwunden wurden. Vielmehr haben die Betroffenen gelernt, auch nonverbale Kommunikationstechniken und semantische Informationen zu nutzen, um ihre Defizite zu kompensieren (Tuller, Henry, Sizaret & Barthez, 2012; von Suchodoletz, 2013b). So können betroffene Kinder Lücken im Wortschatz durch Wortneuschöpfungen überspielen (vgl. Glück & Elsing, 2014). Eine weitere Erklärung bildet die Verschiebung der Symptomatik mit zunehmendem Alter der Betroffenen: Die Kinder verwenden vor allem vertraute, einfache Satzkonstruktionen und entwickeln keine Variationen in den Satzstrukturen, was Siegmüller (2013) als Symptom eines kompensierten Dysgrammatismus beschreibt. In einer gezielten Überprüfung werden jedoch sowohl auf morphologisch-syntaktischer als auch auf phonologischer Ebene noch im Jugend- und Erwachsenenalter persistierende Defizite deutlich (Tuller et al., 2012).

Kommunikativ-pragmatische Ebene

Eingeschränkte Kommunikations- und Dialogfähigkeit

Neben den lautsprachlichen Defiziten können auch Defizite in den pragmatischen Kompetenzen auftreten (Nation, 2008). Gemäß der interdisziplinären S2k Leitlinie (AWMF, 2013) sind eine eingeschränkte Kommunikations- und Dialogfähigkeit kennzeichnend für eine Störung der pragmatischen Kompetenzen. So zeigen Betroffene Schwierigkeiten beim Halten des Blickkontakts und beim Sprecherwechsel im Dialog (vgl. Ptok, 2005). Zudem zeigen sich Defizite, die Gefühlslage des Gegenübers einzuschätzen oder übertragene Bedeutungen zu verstehen sowie Schwierigkeiten im Verständnis von längeren Gesprächsbeiträgen des Kommunikationspartners (Ptok, 2005). Ryder und Leinonen (2014) konnten nachweisen, dass Kinder mit umschriebenen Entwicklungsstörungen des Sprechens und der Sprache und Beeinträchtigungen in den pragmatischen Kompetenzen zudem mehr falsche oder irrelevante Antworten auf Fragen geben als Kinder mit umschriebenen Entwicklungsstörungen des Sprechens und der Sprache ohne Defizite in der Pragmatik.

Nach Osman, Shohdi und Adel Aziz (2011) fokussieren sich die Betroffenen vermehrt auf Details, anstatt die zentrale Bedeutung einer Botschaft zu erfassen. Schwierigkeiten können sich auch darin äußern, dass die Betroffenen unangemessen leise oder laut sprechen, plötzlich das Thema wechseln oder Unterhaltungen in unangemessener Weise unterbrechen (Osman et al., 2011). Die Beeinträchtigungen sind dabei nicht so stark ausgeprägt wie bei der Autismus-Spektrum-Störung. Dies konnten Gibson, Adams, Lockton und Green (2013) in ihrer Studie zum Vergleich der Beeinträchtigungen bei Kindern mit umschriebenen Entwicklungsstörungen des Sprechens und der

Autismus und Sprache

Sprache mit und ohne Defiziten in den pragmatischen Kompetenzen und Kindern mit High-Functioning-Autismus belegen. Die Kinder mit High-Functioning-Autismus zeigten die stärksten Beeinträchtigungen in der expressiven Sprache und in der Interaktion mit Gleichaltrigen, gefolgt von der Gruppe der Kinder mit umschriebenen Entwicklungsstörungen des Sprechens und der Sprache und pragmatischen Defiziten. Der Vergleich der Gruppen mit umschriebenen Entwicklungsstörungen des Sprechens und der Sprache untereinander belegte für die Kinder mit zusätzlichen pragmatischen Defiziten zwar eine bessere Leistungsfähigkeit in der expressiven Sprache, jedoch stärkere Beeinträchtigungen in der Interaktion mit Gleichaltrigen (Gibson et al., 2013). Auch Helland, Lundervold, Heimann und Posserud (2014) konnten nachweisen, dass Defizite in den pragmatischen Kompetenzen in einem engen Zusammenhang mit Verhaltensauffälligkeiten und Schwierigkeiten mit Gleichaltrigen stehen und über die Kindheit hinaus stabil sind. Die Folgen sind eingeschränkte Kommunikations- und Interaktionserfahrungen, niedrigeres Selbstbewusstsein und Schwierigkeiten beim Aufbau von Freundschaften (Möller & Ritterfeld, 2010).

Fazit:

Der Überblick über die Symptomatik auf den einzelnen Sprachebenen verdeutlicht die Heterogenität der umschriebenen Entwicklungsstörungen des Sprechens und der Sprache (vgl. auch Rißling & Petermann, 2014). Für die Diagnostik erfordert diese Tatsache Verfahren, die mehrere Ebenen der Sprache erfassen. Nur auf diese Weise kann ein individuelles Leistungsprofil eines betroffenen Kindes abgebildet werden. Neben den rein sprachlichen Defiziten treten Beeinträchtigungen auch in anderen Entwicklungsbereichen auf, die als (Mit-)Verursacher einer Sprachauffälligkeit diskutiert werden. Eine entsprechende Berücksichtigung der Basiskompetenzen scheint vor dem Hintergrund der Heterogenität von Sprachstörungen bedeutsam. Neben den diskutierten Ursachen sind auch die Folgen der umschriebenen Entwicklungsstörungen des Sprechens und der Sprache umfangreich. So bestehen Beeinträchtigungen im Bereich des Schriftspracherwerbs, aber auch auf psychosozialer Ebene. Die zahlreichen komorbiden Beeinträchtigungen werfen die Frage auf, wie umschrieben die umschriebenen Entwicklungsstörungen des Sprechens und der Sprache tatsächlich sind und welche Folgen sich daraus für die Diagnostik und die Entwicklung von Förder- und Therapiemaßnahmen ergeben (vgl. Hill, 2001).

5.3 Klassifikationssysteme

Mangel an einem interdisziplinären Klassifikationssystem

Obwohl Beeinträchtigungen sprachlicher Fähigkeiten an der Schnittstelle zwischen dem Bildungssystem und dem Gesundheitswesen stehen und somit für verschiedene Fachdisziplinen relevant sind, liegt kein interdisziplinäres

Klassifikationssystem vor. Dieser Tatbestand stellt eine Herausforderung für Forschung und Praxis im Allgemeinen und für die Diagnostik im Besonderen dar (vgl. von Suchodoletz, 2013b). Darüber hinaus ist auch die in Forschung und Praxis verwendete Terminologie zu Störungen des Sprechens und der Sprache nicht einheitlich geregelt (Bishop, 2014). Auch die Unterscheidung zwischen Förder- und Therapiebedarf wird oft nicht angemessen getroffen; zudem existieren nur wenige Präventions- oder Förderprogramme, deren Wirksamkeit empirisch abgesichert ist (Koglin, Fröhlich, Metz & Petermann, 2008; Schrey-Dern, 2014).

Verschiedene Klassifikationsmöglichkeiten

Die Klassifikation von umschriebenen Entwicklungsstörungen des Sprechens und der Sprache wird somit durch das Fehlen eines interdisziplinären Klassifikationssystems erschwert. Nach von Suchodoletz (2013b) führt dies in der Praxis dazu, dass oft ganz auf eine Einordnung in die vorhandenen Klassifikationssysteme verzichtet und stattdessen eine inhaltliche Beschreibung der Symptomatik vorgenommen wird. Im Folgenden wird ein Überblick über die Klassifikationsmöglichkeiten gemäß ICD-10 (WHO/ Dilling, Mombour & Schmidt, 2015), DSM-5 (APA/Falkai et al., 2015) und dem Heilmittelkatalog (G-BA, 2011b) gegeben. Möglichkeiten und Grenzen der Klassifikationssysteme werden vor dem Hintergrund der Symptomatik der umschriebenen Entwicklungsstörungen des Sprechens und der Sprache diskutiert.

ICF-CY

Im Weiteren werden die Klassifikationssysteme behandelt, die entweder für die Indikation und sozialrechtliche Abrechnung von Krankenkassenleistungen von Belang sind oder von denen man international besondere Innovationen erwarten kann. Aus diesem Grund wird die Internationale Klassifikation der Funktionsfähigkeit, Behinderung und Gesundheit bei Kindern und Jugendlichen (ICF-CY) ausgeklammert. Die ICF wird aktuell vor allem im Kontext einer stark einschränkend körperlichen Behinderung und im Rahmen der medizinischen Rehabilitation diskutiert. Die isolierte Behandlung von Sprachauffälligkeiten und Sprachstörungen im Kindesalter spielt in diesem Bezugsrahmen eine untergeordnete Rolle.

5.3.1 ICD-10

Die umschriebenen Entwicklungsstörungen sind definiert als Teilleistungsstörungen, bei denen bedeutsame Defizite in einem Leistungsbereich bei ansonsten altersgemäßer Entwicklung bestehen (Esser & Petermann, 2010). Die Defizite sind somit nicht durch andere Faktoren erklärbar und bestehen von frühesten Entwicklungsstadien an (WHO/Dilling et al., 2015). Gemäß der Definition der ICD-10 beginnen Entwicklungsstörungen im Kleinkindalter oder in der Kindheit und sind durch einen stetigen Verlauf ohne

Remission oder Rezidive gekennzeichnet (WHO/Dilling et al., 2015). Im weiteren Entwicklungsverlauf scheint sich augenscheinlich eine Besserung der Beeinträchtigungen einzustellen. Oft verschiebt sich jedoch nur die Symptomatik oder die Betroffenen haben Strategien entwickeln können, um ihre Defizite zu kompensieren (vgl. Siegmüller, 2013; von Suchodoletz, 2013a). So kann zum Beispiel die visuelle Informationsverarbeitung eine gestörte auditive Verarbeitung kompensieren (vgl. Keilmann, Braun & Schöler, 2005). Somit können Defizite bis ins Erwachsenenalter hinein bestehen bleiben (von Suchodoletz, 2010).

Die umschriebenen Entwicklungsstörungen des Sprechens und der Sprache werden gemäß ICD-10 unterteilt in

ICD-Unterteilung

- Artikulationsstörung (F80.0),
- Expressive Sprachstörung (F80.1) und
- Rezeptive Sprachstörung (F80.2).

Die jeweiligen Fähigkeiten liegen definitionsgemäß unter dem Niveau, das aufgrund des Alters oder der Intelligenz erwartet werden könnte (WHO/Dilling et al., 2015). Ebenfalls unter der F80.- werden die Sonstige Entwicklungsstörung des Sprechens und der Sprache (F80.8; Lispeln), die Entwicklungsstörung des Sprechens und der Sprache, nicht näher bezeichnet (F80.9) sowie das Landau-Kleffner-Syndrom (F80.3) erfasst. Im Folgenden wird ein Überblick über die Klassifikation und die im ICD-10 beschriebene Symptomatik der Artikulationsstörung sowie der expressiven und rezeptiven Sprachstörung gegeben.

Artikulationsstörung

Artikulationsstörung: Auslassung und fehlerhafte Lautbildungen

Die Diagnose einer Artikulationsstörung (F80.0) wird gestellt, wenn eine Störung der Artikulation besteht, die sprachlichen Fähigkeiten jedoch im Normbereich liegen (WHO/Dilling et al., 2015). Typische Fehler sind Auslassungen, die fehlerhafte Bildung oder das Ersetzen von Lauten (AWMF, 2013). Zu der Artikulationsstörung (F80.0) werden Dyslalie, entwicklungsbedingte und funktionelle Artikulationsstörung, Lallen und die phonologische Entwicklungsstörung gezählt (WHO/Dilling et al., 2015). Die Artikulationsstörung kann so stark ausgeprägt sein, dass es schwierig sein kann, ein Kind zu verstehen. Eine Beeinträchtigung der sprachlichen Fähigkeiten im Bereich der Grammatik oder im Sprachverständnis liegt hingegen nicht vor. Die häufigsten Fehler zeigen sich im Bereich der Zischlaute (wie /s/ und /z/), wohingegen Fehler bei gebräuchlicheren Lautkombinationen eher selten sind (Esser & Petermann, 2010). Fehlbildungen des /s/ werden als *Sigmatismus* oder umgangssprachlich als Lispeln bezeichnet, was jedoch unter der Klassifikation Sonstige Entwicklungsstörung des Sprechens und der Sprache (F80.8) aufgeführt wird.

Sigmatismus

Expressive Sprachstörung

Sprachentwicklungsstörung; F80.1

Die Diagnose einer expressiven Sprachstörung (F80.1) wird gestellt, wenn Defizite in der Sprachproduktion bei gleichzeitig altersgemäßer Entwicklung des Sprachverständnisses vorliegen (WHO/Dilling et al., 2015). Die Sprache der Betroffenen ist durch ein eingeschränktes Vokabular und Schwierigkeiten bei der Auswahl passender Begriffe gekennzeichnet. Zudem werden komplexe grammatikalische Strukturen vermieden und es zeigt sich eine im Vergleich zu Gleichaltrigen deutlich reduzierte Äußerungslänge. Grammatikalische Fehler zeigen sich unter anderem bei der Nutzung von Präpositionen, Pronomina und Artikeln sowie in der Beugung von Verben, wobei auch komorbide Störungen der Artikulation auftreten können (Esser & Petermann, 2010). Ebenfalls unter der F80.1 werden entwicklungsbedingte expressive Dysphasie oder Aphasie erfasst.

Rezeptive Sprachstörung

Betroffene Kinder zeigen Schwierigkeiten im Sprachverständnis, die häufig von Störungen in der Sprachproduktion sowie in der Wort-Laut-Produktion begleitet werden (AWMF, 2013; Esser & Petermann, 2010; von Suchodoletz, 2013b). Die Äußerungslänge ist meist kurz und es bestehen Fehler in der Phonologie und der Grammatik (Nation, 2008). Betroffene zeigen oft Schwierigkeiten, Äußerungen oder Aufforderungen ihres Umfeldes zu verstehen, was vom Umfeld oft als unaufmerksames oder oppositionelles Verhalten fehlinterpretiert wird (Esser & Petermann, 2010; von Suchodoletz, 2013b). Die Kinder nutzen vermehrt nonverbale Kommunikationstechniken und Kontexthinweise, um sich zu verständigen oder Aufforderungen des Umfeldes zu interpretieren (Esser & Petermann, 2010). Entwicklungsbedingte rezeptive Dysphasie und Aphasie sowie entwicklungsbedingte Wernicke-Aphasie, Worttaubheit und angeborene fehlende akustische Wahrnehmung werden ebenfalls unter der F80.2 erfasst. Darüber hinaus bietet die Kategorie F80.2 noch zwei Unterkategorien: Die Auditive Verarbeitungs- und Wahrnehmungsstörung (F80.20) sowie die Sonstige rezeptive Sprachstörung (F80.28) (WHO/Dilling et al., 2015). Diese beiden Störungsbilder sind jedoch nicht Gegenstand der weiteren Betrachtungen.

Sprachentwicklungsstörung; F80.2

5.3.2 DSM-5

Im DSM-5: Kommunikationsstörungen als globale Sichtweise

Im DSM-5 wird unter der Kategorie „Kommunikationsstörungen" zwischen

- Sprachstörung,
- Artikulationsstörung,
- Redeflussstörung mit Beginn in der Kindheit (Stottern),
- Sozialer (Pragmatischer) Kommunikationsstörung und
- Nicht Näher Bezeichneter Kommunikationsstörung

unterschieden (APA/Falkai et al., 2015). Die Artikulationsstörung ist durch stark und stabil ausgeprägte Schwierigkeiten in der Produktion sprachlicher Laute gekennzeichnet und beinhaltet Störungen der Artikulation und der Phonologie. Eine Soziale (Pragmatische) Kommunikationsstörung ist durch Defizite in der verbalen und nonverbalen Kommunikation gekennzeichnet; sie stellt eine neue Kategorie dar, für die in der ICD-10 keine Entsprechung besteht. Bei der Sozialen (Pragmatischen) Kommunikationsstörung zeigen die betroffenen Kinder Schwierigkeiten, die Kommunikation an den Kontext oder die Bedürfnisse des Gesprächspartners anzupassen oder Kommunikationsregeln zu beachten (APA/Falkai et al., 2015).

Expressive vs. rezeptive Sprachdefizite

Die bedeutsamste Änderung zum DSM-IV-TR (Saß, Wittchen, Zaudig & Houben, 2003) bildet die Zusammenfassung von expressiver Sprachstörung und gemischt rezeptiv-expressiver Sprachstörung zum allgemeinen Störungsbild „Sprachstörung". Expressive und rezeptive Sprachdefizite werden dabei als unterschiedliche Schweregradausprägung desselben Störungsbildes verstanden. Kennzeichnend sind Schwierigkeiten in Aneignung und Gebrauch von Sprache, die sich im Verständnis und/oder der Produktion äußern können. In der Diagnostik müssen sowohl expressive als auch rezeptive Kompetenzen erfasst werden, da sich die Stärke der Beeinträchtigung auf den jeweiligen Ebenen unterscheiden kann (APA/Falkai et al., 2015).

Bishop (2014) kritisiert die im DSM-5 gewählte Terminologie, weil der Begriff „Sprachstörung" zu allgemein gefasst und der Begriff „Soziale (Pragmatische) Kommunikationsstörung" nicht ausreichend definiert sei, sodass kein Beitrag zur Verbesserung der interdisziplinären Kommunikation über Sprech- und Sprachstörungen geleistet wurde. Ob es hingegen angemessen ist, den Begriff „spezifische Sprachstörung" zu nutzen, wird jedoch ebenfalls diskutiert. So sprechen sich Reilly et al. (2014) gegen den Begriff aus, da zunehmend hinterfragt wird, ob die spezifische oder umschriebene Sprachentwicklungsstörung sich wirklich spezifisch auf diesen einen Entwicklungsbereich bezieht und der Begriff zudem keinen weitergehenden Nutzen für Betroffene und Angehörige mit sich bringt.

5.3.3 Heilmittelkatalog

Logopädie und Sprachheiltherapie nutzen den HMK

Im Heilmittelkatalog (HMK) werden im Abschnitt Stimm-, Sprech- und Sprachtherapie die umschriebenen Entwicklungsstörungen des Sprechens und der Sprache unter der Diagnosegruppe Störungen der Sprache 1: Störungen vor Abschluss der Sprachentwicklung (SP1) eingeordnet (Gemeinsamer Bundesausschuss G-BA, 2011b). Beachtet werden muss, dass der HMK im eigentlichen Sinne kein Klassifikationssystem darstellt. Vielmehr werden hier die Rahmenbedingungen hinsichtlich Art und Umfang der Therapie beschrieben (G-BA, 2011a). In der logopädischen und sprachheiltherapeutischen Praxis wird jedoch meist mit den im HMK beschriebenen Diagnosegruppen gearbeitet.

Heilmittelkatalog (HMK): Keine Unterscheidung zwischen Sprachstörungen

Im HMK (G-BA, 2011b) wird keine Unterscheidung zwischen primären und sekundären Sprachstörungen getroffen, sondern es werden verschiedene Sprachstörungen zusammengefasst (unter anderem Sprachstörungen bei Entwicklungsstörungen, peripheren und zentralen Hörstörungen, genetischen Erkrankungen oder Mehrfachbehinderungen). Eine Differenzierung der Sprachdefizite gemäß der vermuteten Ursache, wie eine Lernbehinderung oder eine genetische Erkrankung, wird nicht getroffen, da die Sprachproblematik in jedem Fall als behandlungsbedürftig angesehen wird (Keilmann et al., 2005).

Leitsymptome der SP1 sind eingeschränkter aktiver und passiver Wortschatz, Wortfindungsstörungen, Dysgrammatismus, Störungen in der Diskrimination, Selektion und Bildung von Sprachlauten sowie Störungen des auditiven Gedächtnisses und Störungen der Motorik und motorischen Koordination bei Respiration, Phonation und Artikulation. Störungen der Artikulation werden unter der SP3 (Störungen der Sprache 3: Störungen der Artikulation – Dyslalie) aufgeführt. Hierzu werden Artikulationsstörungen bei Hörstörungen, frühkindlichen Hirnschädigungen, orofazialen Störungen und Anomalien der Zahnstellung des Kiefers und des Gaumens im Rahmen einer sprachlichen Reifestörung gezählt. Die Symptomatik bezieht sich auf Störungen in der Laut- und Lautverbindungsbildung, des orofazialen Muskelgleichgewichts, der rezeptiven Diskrimination und der zentralen phonologischen und expressiv phonetischen, motorischen Musterbildung (G-BA, 2011b).

5.3.4 Ausblick auf die ICD-11

Aktuell wird von der WHO die 11. Revision der ICD vorbereitet. Dabei findet der Revisionsprozess erstmalig unter Beteiligung von Experten und Interessengruppen statt. Zu diesem Zweck stellt die WHO auf ihrer Website einen Beta-Entwurf zur Verfügung, mit der Bitte um Kommentare und Anregungen, die dabei helfen sollen, die Klassifikation optimal auf die Anforderungen und Bedürfnisse der Praktiker abzustimmen (WHO, 2016). Dieser Entwurf wird regelmäßig aktualisiert. Die Veröffentlichung der ICD-11 ist für 2018 geplant.

Beta-Entwurf der ICD-11

Im Beta-Entwurf der ICD-11 (WHO, Stand April 2016) werden umschriebene Entwicklungsstörungen des Sprechens und der Sprache, analog zum DSM-5, den Störungen der neuronalen und mentalen Entwicklung (Neurodevelopmental disorders) zugeordnet und unter der Bezeichnung Entwicklungsstörungen des Sprechens und der Sprache (Developmental speech and language disorders) zusammengefasst. Dabei wird zwischen folgenden Störungsbildern differenziert (vgl. Ronniger, Melzer, Petermann & Rißling, 2016):

- Artikulationsstörung („Developmental speech sound disorder"),
- Redeflussstörung („Developmental speech fluency disorder"),
- Sprachentwicklungsstörung („Developmental language disorder"),
  - Sprachentwicklungsstörung mit Beeinträchtigung der rezeptiven und expressiven Sprache („Developmental language disorder with impairment of receptive and expressive language"),
  - Sprachentwicklungsstörung mit vorwiegender Beeinträchtigung der expressiven Sprache („Developmental language disorder with impairment of mainly expressive language"),
  - Sprachentwicklungsstörung mit vorwiegender Beeinträchtigung der pragmatischen Sprache („Developmental language disorder with impairment of mainly pragmatic language") und
- Selektiver Mutismus („Selective mutism").

Dabei wird davon ausgegangen, dass die Beeinträchtigungen von frühesten Entwicklungsstadien an bestehen und die sprachlichen Fähigkeiten deutlich unter dem Niveau liegen, das aufgrund des Lebensalters oder der Intelligenz zu erwarten wäre. Ebenso, dass die Symptome weder auf soziale oder umweltbezogene Faktoren noch vollständig auf strukturelle oder neurologische Auffälligkeiten zurückzuführen sind (WHO, 2016).

Beeinträchtigung der pragmatischen Sprache

Die Artikulationsstörung sowie die Unterteilung nach rezeptiven und expressiven Sprachstörungen würde demnach ebenfalls bestehen bleiben. Eine Neuerung würde die Aufnahme der Sprachentwicklungsstörung mit vorwiegender Beeinträchtigung der pragmatischen Sprache darstellen. Diese Störung zeichnet sich, analog zur Sozialen (Pragmatischen) Kommunikationsstörung im DSM-5, durch anhaltende und erhebliche Schwierigkeiten in der sozialen Kommunikation aus und bezieht sowohl Schwierigkeiten beim Verständnis als auch beim angemessenen Gebrauch von Sprache im Rahmen sozialer Kommunikation ein, wohingegen die expressiven und rezeptiven Sprachfähigkeiten in der Regel nicht beeinträchtigt sind (WHO, 2016).

Störungen des Redeflusses und selektiver Mutismus

Neu wäre ebenfalls die Aufnahme der Entwicklungsstörung des Redeflusses (ICD-10: Stottern [Stammeln], F98.5) und des selektiven Mutismus (ICD-10: elektiver Mutismus, F94.0) in die Kategorie der Entwicklungsstörungen des Sprechens und der Sprache. Bei der Zuordnung der Störung des Redeflusses (Stottern) zu den Sprachentwicklungsstörungen folgt der ICD-11-Entwurf dem DSM-5. Das Landau-Kleffner-Syndrom (ICD-10: F80.3) würde hingegen nicht mehr den Entwicklungsstörungen des Sprechens und der Sprache zugeordnet werden, sondern den Störungen des Nervensystems (Kapitel G; WHO, 2016). Der Kritik an der Zuordnung des Landau-Kleffner-Syndroms zum Kapitel F, während andere Aphasien im Kapitel R („Symptome und abnorme klinische und Laborbefunde, die anderenorts nicht klassifiziert sind") klassifiziert werden, sowie an der Zuordnung von Sprech- und Sprachstörungen zu unterschiedlichen Kapiteln, käme die ICD-11 somit voraussichtlich entgegen, wohingegen es fraglich ist, ob die Zuordnung des selektiven Mutismus zu den Sprachentwicklungsstörungen, wie derzeit im Beta-Entwurf zu finden, bestehen bleibt (Ronniger et al., 2016).

5.4 Früherkennung von Sprachentwicklungsstörungen

Im Alter von etwa vier Jahren beherrscht ein sprachgesundes Kind die zentralen Strukturen und Regeln seiner Erstsprache, welche in seiner weiteren Entwicklung stetig erweitert und perfektioniert werden (Fox-Boyer et al., 2014; AWMF, 2013). Der Spracherwerb verläuft dabei nach einem bestimmten Muster (vgl. Abschnitt 1.1), wobei das Erreichen der einzelnen Meilensteine des Spracherwerbs von Kind zu Kind unterschiedlich ist *(Variabilität des Spracherwerbs)*. Vor allem in den ersten drei Lebensjahren stellt die Abgrenzung zwischen einer verzögerten, einer gestörten und einer gesunden Sprachentwicklung, die der normalen Variation des Spracherwerbs entspricht, eine besondere Herausforderung dar.

Variabilität des Spracherwerbs

Im ersten Lebensjahr werden vom normalen Spracherwerb abweichende Schrei- und Lallmuster sowie Schwierigkeiten in der Lautdiskrimination als mögliche Risikofaktoren für Sprachentwicklungsverzögerungen bzw. -störungen betrachtet (Hachul, 2015). Hierzu gehören zum Beispiel ein verzögertes oder vermindertes Lallen (auch Babbeln genannt) oder die mangelnde Differenzierungsfähigkeit zwischen muttersprachlichen und nichtmuttersprachlichen Lauten. Auch Schwierigkeiten beim Herstellen eines gemeinsamen Aufmerksamkeitsfokus gelten als bedeutsam für die frühe Sprachentwicklung und somit auch als mögliche Risikofaktoren für sprachliche Schwierigkeiten (Hachul, 2015; Szagun, 2013). Hachul (2015) führt zudem aus, dass diese Risikofaktoren nicht ausschließlich prädiktiven Wert für Sprachentwicklungsverzögerungen bzw. -störungen aufweisen, sondern auch als Risikofaktoren für primäre Störungsbilder (wie tiefgreifende Entwicklungsstörungen oder Hörschädigungen) gelten.

Wie bereits beschrieben, liegt gemäß der interdisziplinären S2k-Leitlinie (AWMF, 2013) eine Sprachentwicklungsverzögerung (SEV) vor, wenn bei einem Kind unter drei Jahren eine zeitliche Abweichung der Sprachentwicklung (mindestens sechs Monate) nach unten von der Altersnorm besteht (vgl. Abschnitt 4.2). Eine Sprachentwicklungsverzögerung muss im weiteren Entwicklungsverlauf nicht zwangsläufig in eine Sprachentwicklungsstörung übergehen, da die betroffenen Kinder unter Umständen ihren Rückstand wieder aufholen können. Jedoch tragen Kinder mit einer Sprachentwicklungsverzögerung ein entsprechend erhöhtes Risiko.

Drittes Lebensjahr als Markierlinie

Eine zuverlässige Einschätzung der Sprachkompetenz wird ab einem Alter von zwei Jahren möglich (Hachul, 2015). Als mögliche Ansätze in der Sprachstandsfeststellung bei jüngeren Kindern durch die Eltern bzw. nahestehende Bezugspersonen beschreibt von Suchodoletz (2015)

- die Möglichkeit der Erhebung anamnestischer Daten zur Sprachentwicklung,
- das Führen von Tagebuchprotokollen sowie
- den Einsatz standardisierter Elternfragebögen.

Elterntagebücher als Diagnostikum zu aufwendig

Die Sprachstandseinschätzung auf Basis anamnestischer Daten gelingt jedoch oft nur unzureichend, da etwa ein Drittel der Kinder mit Sprachstörungen übersehen werden (vgl. Sachse et al., 2007). Tagebücher, in denen über eine festgelegte Zeitspanne hinweg die sprachlichen Äußerungen des Kindes notiert werden, ermöglichen zwar eine detaillierte Erfassung und Dokumentation der Sprachkompetenz und der sprachlichen Fortschritte, sind jedoch entsprechend zeitaufwendig (von Suchodoletz, 2015); zudem ist das Vorgehen nicht standardisiert. Als Methode der Wahl bei jüngeren Kindern bietet sich daher der Einsatz von Elternfragebögen zur Sprachstandseinschätzung an (vgl. Abschnitt 6.1).

Late Talker, also Kinder, die bis zum 24. Lebensmonat noch nicht über einen aktiven Wortschatz von 50 Wörtern verfügen, bilden eine besondere Gruppe innerhalb der Kinder mit einer Sprachentwicklungsverzögerung (vgl. dazu Abschnitt 1.1). So konnten etwa Ullrich und von Suchodoletz (2011) in ihrer Studie belegen, dass die Hälfte der Kinder, die im Alter von etwa zwei Jahren noch deutliche Rückstände in der sprachlichen Entwicklung aufwiesen, bei einer erneuten Überprüfung ein Jahr später diese Rückstände aufgeholt haben. Eine sichere Identifikation von Kindern mit Sprachentwicklungsstörung ist daher erst gegen Ende des dritten Lebensjahres beziehungsweise mit vier Jahren möglich (von Suchodoletz, 2011).

Fazit:

Es muss also kritisch hinterfragt werden, inwieweit das Erreichen einer 50-Wort-Grenze im Alter von 24 Monaten als prognostisch valides Kriterium für spätere Sprachleistungen bzw. Sprachentwicklungsstörungen dient (vgl. Petermann & Szagun, 2011; Szagun, 2013). Hachul (2015) bezeichnet es als „grobe Orientierungshilfe“ (S. 90). Eine weitere diagnostische Möglichkeit besteht darin, den Wortschatzumfang im Vergleich zu anderen Kindern der gleichen Altersgruppe einzuschätzen, wobei ein Perzentil ≤ 10 als Marker für eine langsame Sprachentwicklung gewertet wird (Hachul, 2015; Szagun, 2013).

Allgemein zeigt sich, dass für Late Talker das Risiko für Sprachauffälligkeiten im Vorschulalter deutlich erhöht ist. Der geringe expressive Wortschatz alleine sollte jedoch nur als ein möglicher Risikofaktor gewertet und die Gleichsetzung einer verzögerten Sprachentwicklung mit einer gestörten Sprachentwicklung aufgrund der Variabilität des Spracherwerbs vermieden werden.

6 Diagnostische Verfahren zur Erfassung sprachlicher Kompetenzen

Die Zugänge zur Diagnostik des Sprachstands sind vielfältig. So liegen, je nach Alters- und Zielgruppe sowie diagnostischer Fragestellung, unterschiedliche Verfahren wie Elternfragebögen, Sprachentwicklungsscreenings sowie spezifische und allgemeine Sprachtests vor. Das folgende Kapitel gibt einen Überblick über verschiedene Ansätze, die zur Erfassung sprachlicher Kompetenzen zur Verfügung stehen. Dabei werden für jeden Ansatz verschiedene Verfahren beispielhaft erläutert.

Bei der Auswahl wurde darauf geachtet, dass die Verfahren bestimmte Mindestanforderungen der psychometrischen Testgüte erfüllen (wie Standardisierung, Normierung sowie Angaben zur Objektivität, Reliabilität und Validität; siehe Kapitel 3). Zudem wurden keine Verfahren berücksichtigt, die vor dem Jahr 2000 erschienen sind und seitdem nicht mehr aktualisiert wurden. Bei der Zusammenstellung der diagnostischen Verfahren muss beachtet werden, dass es sich hier lediglich um eine Auswahl handeln kann und kein Anspruch auf Vollständigkeit besteht.

6.1 Elternfragebögen

Vor allem in den ersten drei Lebensjahren steht die Diagnostik der umschriebenen Entwicklungsstörungen des Sprechens und der Sprache vor der Herausforderung, die Abgrenzung zwischen einer gestörten sprachlichen Entwicklung und der normalen Variation des Spracherwerbs zu treffen, wobei dies oft nur unzureichend gelingt (vgl. Kany & Schöler, 2014). Aufgrund der enormen Bedeutung sprachlicher Kompetenzen für verschiedene Bereiche ist die Früherkennung eines Sprachentwicklungsrisikos zentraler Bestandteil der kinderärztlichen Vorsorgeuntersuchungen (v. a. U6 bis U9; vgl. Rißling & Petermann, 2014).

Elternfragebögen als ökonomischer Zugang

Die Beurteilung des Sprachstands erfolgt in diesem Alter vor allem über Elternfragebögen. Ihr Einsatz im Rahmen der kinderärztlichen Vorsorgeuntersuchungen gilt dabei als sehr ökonomischer Zugang. So zeigt beispielsweise die Untersuchung von Rosenfeld und Kiese-Himmel (2011), dass für die U7 und U7a mehrere standardisierte Screeningverfahren zur Verfügung stehen, die eine zuverlässige Einschätzung hinsichtlich einer unauffälligen oder auffälligen Sprachentwicklung ermöglichen. Die verschiedenen Verfahren beinhalten in der Regel Wortschatzlisten, bei denen die Eltern gebeten werden, anzukreuzen, welche der genannten Wörter ihr Kind schon spricht. Diese Wortschatzlisten werden meist durch Fragen zur Grammatikentwicklung (wie allgemein zur Produktion von Mehrwortsätzen oder spezifischer z. B. zur Pluralbildung) des Kindes ergänzt. Sachse und Kollegen (2007) konnten zudem für diese Altersgruppe eine hohe Übereinstimmung zwischen den Ergebnissen in Elternfragebögen und standardisierten Testverfahren nachweisen, weswegen für die Diagnostik bei jüngeren Kindern der Einsatz von Elternfragebögen, die bei einem auffälligen Befund um eine differenzierte Testdiagnostik mit dem Kind ergänzt werden, empfohlen wird (Sachse et al., 2007). Im Folgenden werden beispielhaft verschiedene Elternfragebögen vorgestellt. Einen Überblick über diese Erhebungsverfahren gibt Tabelle 1.

Elternfragebögen und Tests stimmen überein

Tabelle 1: Beispiele für Elternfragebögen zur Sprachstandserfassung

Testname	Abkürzung	Autor & Erscheinungsjahr	Überprüfte Bereiche	Altersgruppe
Eltern Antworten – Revision	ELAN-R	Bockmann & Kiese-Himmel (2012)	Expressiver Wortschatz	18 bis 26 Monate
Elternfragebögen für die Früherkennung von Risikokindern	ELFRA	Grimm & Doil (2006)	ELFRA-1: Sprachproduktion, Sprachverständnis, Verwendung von Gesten und Feinmotorik ELFRA-2: Wortschatz und Grammatik	ELFRA-1: 12 Monate (im Rahmen der U6) ELFRA-2: 24 Monate (im Rahmen der U7)
Fragebogen zur frühkindlichen Sprachentwicklung	FRAKIS	Szagun, Stumper & Schramm (2009)	Aktiver Wortschatz und Grammatik (expressiv)	18 bis 30 Monate
Sprachbeurteilung durch Eltern: Kurztest für die U7	SBE-2-KT	von Suchodoletz & Sachse (2009); von Suchodoletz (2012)	Aktiver Wortschatz und eine Kernfrage zur Grammatik (expressiv)	21 bis 24 Monate
Sprachbeurteilung durch Eltern: Kurztest für die U7a	SBE-3-KT	von Suchodoletz, Kademann & Tippelt (2009); von Suchodoletz (2012)	Aktiver Wortschatz und Grammatik (expressiv)	32 bis 40 Monate

6.1.1 ELAN-R

ELAN-R: Erfassung des Wortschatzes

Kurzbeschreibung. Der Elternfragebogen Eltern Antworten – Revision (ELAN-R; Bockmann & Kiese-Himmel, 2012) dient der Erfassung des expressiven Wortschatzes von Kindern im Alter von 18 bis 26 Monaten. Er besteht aus einer Wortschatzcheckliste mit insgesamt 319 Wörtern, bei denen die Eltern einschätzen sollen, welche dieser Wörter ihr Kind schon spricht. Aufgrund der Bedeutung des Wortschatzes für die weitere Sprachentwicklung kann ein auffälliges Ergebnis im ELAN-R einen Hinweis auf eine mögliche Sprachentwicklungsverzögerung bieten (Bockmann & Kiese-Himmel, 2012, S. 11).

Durchführung, Auswertung und Interpretation. Für die Durchführung wird der Elternfragebogen an die Eltern bzw. eine nahestehende Bezugsperson ausgehändigt, welche den Fragebogen alleine bearbeitet. Das Bearbeiten des Bogens nimmt laut Manual 20 bis 30 Minuten in Anspruch. Bei der Abgabe des bearbeiteten Bogens kontrolliert der Untersucher, ob alle gewünschten Angaben enthalten sind (Bockmann & Kiese-Himmel, 2012, S. 37). Die Auswertung dauert 10 Minuten. Jedes mit „Ja" beantwortete Wort wird mit einem Punkt bewertet. Für die Antwort „Nein" werden keine Punkte vergeben. Die gekonnten Wörter werden für die jeweilige Wortklasse (z. B. Funktionswörter: Fragewörter, Hilfs- und Modalverben; bzw. Inhaltswörter: Sachfelder, z. B. Körperteile, Nahrung) aufsummiert. Anschließend werden die Summen der einzelnen Wortklassen zu einem Gesamtwert zusammengefasst. Dieser kann dann mithilfe der Normtabellen entsprechenden Prozenträngen und T-Werten zugeordnet werden. Für die Interpretation des Ergebnisses wird ein Prozentrang <10 als weit unterdurchschnittlich und ein Prozentrang zwischen 11 und 24 als unterdurchschnittlich betrachtet (Bockmann & Kiese-Himmel, 2012, S. 38).

Normierung und Testgüte. Die Normierung basiert auf den Ergebnissen von $N=512$ Kindern (254 Jungen und 258 Mädchen) im Alter zwischen 18 und 26 Monaten. Die Erhebung erfolgte bundesweit im Zeitraum von Oktober 2010 bis Juni 2011 in Kindertagesstätten, Krippen und Spielkreisen sowie kinderärztlichen Praxen (Bockmann & Kiese-Himmel, 2012, S. 28). Das Manual enthält eine differenzierte Beschreibung der Normierungsstichprobe. Als Referenzwerte liegen geschlechtsspezifische Normen in Zwei-Monatsstufen vor. Durchführungs-, Auswertungs- und Interpretationsobjektivität sind als gegeben zu beurteilen, da entsprechende präzise Richtlinien zur Anwendung, Auswertung und Ergebnisbeurteilung vorliegen. Zur Bestimmung der Reliabilität liegen Analysen zur internen Konsistenz (Cronbachs Alpha = .99) und zur Split-Half-Reliabilität ($r=.97$) vor, welche für eine hohe Reliabilität des Verfahrens sprechen (Bockmann & Kiese-Himmel, 2012, S. 20). Umfangreiche Analysen zur Konstrukt- (u. a. mittels Extremgruppenvalidierung und faktorenanalytischen Berechnungen) und Kriteriumsvalidität (u. a. hinsichtlich der Übereinstimmung zwischen den Ergebnissen im ELAN-R und dem FRAKIS, vgl. Abschnitt 6.1.3) sowie zur prognostischen Validität sprechen für die Aussagekraft des Verfahrens.

Zusammenfassung und Bewertung. Der ELAN-R ist ein umfassend auf seine Gütekriterien untersuchter, ökonomischer Elternfragebogen zur Erfassung des expressiven Wortschatzes von Kindern zwischen 18 und 26 Monaten, mit dem Kinder mit einem Risiko für eine spätere Sprachentwicklungsstörung zuverlässig erkannt werden können.

6.1.2 ELFRA

ELFRA: Früherkennung von Risikokindern

Kurzbeschreibung. Die Elternfragebögen für die Früherkennung von Risikokindern (ELFRA; Grimm & Doil, 2006) dienen der Bestimmung von Kindern, für die das Risiko einer Sprachentwicklungsstörung besteht. Die Fragebögen sind insbesondere für den Einsatz in kinderärztlichen Vorsorgeuntersuchungen konzipiert (ELFRA-1 für Eltern von Kindern im Alter von 12 Monaten im Rahmen der U6 und ELFRA-2 für Eltern von Kindern im Alter von 24 Monaten im Rahmen der U7), werden jedoch von den Autorinnen auch für den Einsatz in Frühdiagnosezentren und -förderinstitutionen sowie anderen klinischen und logopädischen Einrichtungen empfohlen (Grimm & Doil, 2006, S. 7 ff.).

ELFRA-1 und ELFRA-2

Der ELFRA-1 besteht aus insgesamt vier Entwicklungsskalen, in welchen, neben Sprachproduktion und Sprachverständnis, die Verwendung von Gesten und die Feinmotorik des Kindes erfragt werden. So betonen die Autorinnen die Bedeutung von Gesten als Brücke zwischen vorsprachlichen Fähigkeiten und produktivem Wortschatz sowie die Erfassung feinmotorischer Kompetenzen im Kontext eines entwicklungsneurologischen Status (Grimm & Doil, 2006, S. 16 f.). Der Fokus des ELFRA-2 liegt hingegen, neben dem produktiven Wortschatz, auf der Erfassung morphologischer und syntaktischer Kompetenzen. Beide Fragebögen liegen auch als Kurzversionen vor.

Durchführung, Auswertung und Interpretation. Für die Durchführung wird empfohlen, den Eltern den Fragebogen vor der Besprechung mit dem Arzt mit der Bitte, die Instruktionen genau zu lesen und den Fragebogen sorgfältig auszufüllen, auszuhändigen (Grimm & Doil, 2006, S. 17). Die Bearbeitung des Fragebogens dauert etwa 10 Minuten (ELFRA-1) bzw. 15 Minuten (ELFRA-2).

Für beide Fragebögen lassen sich Summenwerte für die einzelnen Entwicklungsskalen bilden (ELFRA-1: Sprachproduktion, Sprachverständnis, Gesten und Feinmotorik; ELFRA-2: Produktiver Wortschatz, Syntax und Morphologie). Die Rohwerte der einzelnen Skalen werden dann mit vorgegebenen kritischen Werten verglichen. Als kritische Werte werden die Punktwertsummen bezeichnet, welche die Leistungen markieren, die von 80% der Kinder der Vergleichsstichprobe erreicht wurden. Für den ELFRA-1 gilt dabei, dass ein Kind als Risikokind identifiziert wird, wenn es in der Skala Sprachproduktion oder Sprachverständnis den kritischen Wert nicht erreicht. Wird neben den sprachlichen Entwicklungsskalen auch der kritische Wert in den Skalen Gesten oder Feinmotorik nicht erreicht, besteht der Hinweis auf eine besonders schwerwiegende Problematik. Im ELFRA-2 wird ein Kind als Risikokind eingestuft, wenn der produktive Wortschatz aus weniger als 50 Wörtern besteht. Liegt der produktive Wortschatz unter 80 Wörtern und wird zudem auch in den Skalen Syntax und Morphologie der kritische Wert nicht erreicht, wird dennoch eine genauere Diagnostik empfohlen (Grimm & Doil, 2006, S. 18 ff.).

Normierung und Testgüte. In ihrer vergleichenden Analyse aktueller Untersuchungsinstrumente, die für den Zeitpunkt der U7 bzw. U7a zur Verfügung stehen, haben Rosenfeld und Kiese-Himmel (2011) verschiedene psychometrische Kriterien definiert, die zur Evaluation von Untersuchungsinstrumenten herangezogen werden sollten. Hierzu gehören Angaben zur Itemanalyse (Schwierigkeit und Trennschärfe), Angaben zur Objektivität und Reliabilität (interne Konsistenz, Split-Half, Retest-Reliabilität) sowie zur Validität (konvergente, konkurrente und prädiktive Validität sowie ansteigender Alterstrend und Analyse interindividueller Testunterschiede) und zur Normierung des Verfahrens (Größe und Beschreibung der Stichprobe hinsichtlich regionaler und sozio-demografischer Angaben; vgl. Kapitel 3). Vor allem zur Normierung fehlen wichtige Angaben, sodass nicht alle Kriterien einer fundierten Fragebogenentwicklung erfüllt sind (vgl. Rosenfeld & Kiese-Himmel, 2011). Die Normierung der ELFRA basiert auf einer längsschnittlichen Untersuchung von 140 Kindern (72 Mädchen und 68 Jungen) im Alter von 12, 18, 24 und 36 Monaten, wobei 20 Kinder als Risikokinder (basierend auf dem 50-Wörter-Kriterium) eingestuft wurden (Grimm & Doil, 2006, S. 36).

Normen auf der Basis von Längsschnittdaten

Die Durchführungs-, Auswertungs- und Interpretationsobjektivität sind gegeben, da entsprechende Anweisungen und Informationen im Manual vorhanden sind. Die Reliabilität wurde mittels der internen Konsistenz (Cronbachs Alpha) bestimmt. Dabei ergaben sich für den ELFRA-1 mit Ausnahme der Skala Feinmotorik ($\alpha = .59$) gute Ergebnisse zwischen .80 (Gesten) und .96 (Sprachverständnis). Für den ELFRA-2 liegen die Ergebnisse zur Reliabilität zwischen .91 (Morphologie) und .99 (Produktiver Wortschatz).

Zur Validität liegen Analysen vor, in denen die einzelnen Entwicklungsskalen der ELFRA-Bögen miteinander korreliert werden. Dabei zeigen sich für den ELFRA-1 positive Korrelationen im Bereich zwischen .34 und .58 und für den ELFRA-2 hohe, positive Korrelationen zwischen .89 und .90 (Grimm & Doil, 2006, S. 37 f.). Zudem liegen Korrelationen der Ergebnisse der ELFRA-Bögen mit den Bayley Scales (Bayley, 1993) und dem SETK-2 (siehe Abschnitt 6.3.6) vor. Darüber hinaus konnten Studien mit dem ELFRA-2 belegen, dass sprachentwicklungsgestörte Kinder identifiziert werden können, womit die prognostische Aussagekraft bestätigt werden konnte (Sachse et al., 2007; Sachse & von Suchodoletz, 2008).

Zusammenfassung und Bewertung. Mit den ELFRA-Bögen zur Erfassung des (sprachlichen) Entwicklungsstandes eines Kindes liegen Elternfragebögen vor, die für eine sehr begrenzte Entwicklungsspanne (Vorsorgeuntersuchungen U6 und U7) einsetzbar sind. Beide Fragebögen sind theoretisch fundiert und können als praktikabel bewertet werden. Die Testgüte konnte für beide Fragebögen bestätigt werden, wobei für den ELFRA-2 im Vergleich zum ELFRA-1 insbesondere die internen Konsistenzen, die Interkorrelationen und die prognostische Validität überzeugend ausfallen. Kritisch ist die Tatsache zu bewerten, dass keine angemessene Normierung erfolgt ist; die Normstichprobe ist mit $N = 140$ als unzureichend zu bewerten. Weitere Angaben wie zum Beispiel zur regionalen Verteilung der Normierungsstichprobe fehlen.

ELFRA: Normierung unzureichend

6.1.3 FRAKIS

FRAKIS: Multidimensionale Sprachstandserfassung

Kurzbeschreibung. Der Fragebogen zur frühkindlichen Sprachentwicklung (FRAKIS; Szagun et al., 2009) dient der multidimensionalen Erfassung des Sprachstands von Kleinkindern im Alter zwischen 18 und 30 Monaten über die Einschätzung der Eltern. Das Verfahren liegt in einer Lang- und einer Kurzform (FRAKIS-K) vor und besteht aus drei Teilen, die sich auf die Wortschatz- und Grammatikentwicklung beziehen sowie Fragen zum persönlichen Hintergrund enthalten. Der Wortschatzteil besteht aus einer Checkliste von 600 Wörtern (102 Wörter im FRAKIS-K). Der zweite Teil des FRAKIS (Grammatik und Sätze) erfasst „Wortendungen und Wortformen“ sowie „Wortkombinationen“, wobei besonders umfangreich u. a. die Plural- und Artikelbildung und die Satzkomplexität erfasst werden (Szagun et al., 2009, S. 17). Wortschatz, Flexionsmorphologie und Satzkomplexität bilden die Hauptskalen des FRAKIS. Der FRAKIS-K beinhaltet neben der Erfassung des aktiven Wortschatzes drei Fragen zur Grammatik, welche sich auf die Pluralbildung, den Artikelgebrauch und die Frage, ob das Kind schon Wörter kombiniert, beziehen (Szagun et al., 2009, S. 17 f.).

Durchführung, Auswertung und Interpretation. Für den FRAKIS wird eine Durchführungsdauer von etwa 15 bis 45 Minuten (abhängig vom jeweiligen Entwicklungsstand des Kindes) angegeben. Für die Kurzversion FRAKIS-K beträgt die Durchführungsdauer etwa 5 bis 10 Minuten.

Das Verfahren wird in der Regel durch die Eltern des Kindes bearbeitet. Die Autoren empfehlen, dass die Person, welche den Fragebogen aushändigt, dies mit einigen einleitenden Informationen verbindet (u. a. mit Hinweis auf die Variabilität des Spracherwerbs und dass es keine richtigen oder falschen Lösungen gibt) und bei Rückfragen entsprechende Hilfestellungen anbietet (Szagun et al., 2009, S. 61).

Die Auswertung erfolgt anhand der Hauptskalen, für welche Normen in Monatsschritten vorliegen. Die Interpretation des Sprachstands erfolgt anhand von Prozenträngen; zudem liegen T-Wert-Spannen vor. Bei einem Prozentrang zwischen 1 und 10 wird das Ergebnis als „unterhalb des Normbereichs" (Szagun et al., 2009, S. 68) interpretiert. Ein Ergebnis zwischen 11 und 25 wird als unterer, zwischen 26 und 75 als mittlerer und zwischen 76 und 90 als oberer Normbereich definiert. Ein Ergebnis ab 91 gilt als „oberhalb des Normbereichs liegend" (Szagun et al., 2009, S. 68).

FRAKIS: Normierung aussagekräftig

Normierung und Testgüte. Es finden sich nicht zu allen der von Rosenfeld und Kiese-Himmel (2011) definierten Kriterien Angaben im Manual des FRAKIS. Die Normstichprobe besteht aus 1.240 Teilnehmern aus verschiedenen Regionen in Deutschland, wobei sich ein Schwerpunkt der Erhebung in Nord- und Westdeutschland zeigt. Es liegen genaue Beschreibungen zur Auswertung und Interpretation sowie Empfehlungen für die Durchführung vor. Zur Reliabilität liegen für den FRAKIS Angaben zur internen Konsistenz (Cronbachs Alpha) sowohl für den Wortschatz (.99) als auch für die Skala zur Satzkomplexität (.97) im hohen Bereich vor (Szagun et al., 2009, S. 37). Für die Wortschatzskala liegen zudem Angaben zur Split-Half-Reliabilität (.99) vor. Analysen zur Retest-Reliabilität des FRAKIS ($N = 57$) zeigten Korrelationen für die drei Hauptskalen zwischen .96 und .99 (Szagun et al., 2009, S. 37). Zur Validität finden sich im Manual Angaben zur Übereinstimmung von Elternaussagen und der Spontansprache des Kindes, die anhand einer zweistündigen Sprachaufnahme erfasst wurde ($N = 59$). Hier zeigten sich hohe bivariate Korrelationen zwischen .90 und .93 (Szagun et al., 2009 S. 39). Informationen zur prädiktiven Validität werden jedoch leider nicht berichtet.

Zusammenfassung und Bewertung. Mit dem FRAKIS existiert ein sehr umfassender Elternfragebogen zur frühkindlichen Sprachentwicklung. Mit der Kurzversion FRAKIS-K ist zudem ein ökonomisches Verfahren für den Einsatz zum Beispiel in der kinderärztlichen Praxis gegeben. Analysen zur diagnostischen Validität des Verfahrens wären jedoch wünschenswert. Das Manual ist übersichtlich gestaltet und enthält alle wichtigen Angaben zur Durchführung und Auswertung einschließlich bereichsspezifischer Normtabellen.

6.1.4 SBE-2-KT

Kurzbeschreibung. Der SBE-2-KT (Sprachbeurteilung durch Eltern: Kurztest für die U7; von Suchodoletz & Sachse, 2009; von Suchodoletz, 2012) stellt einen Elternfragebogen dar, der als Screeninginstrument zur Erfassung von Kindern mit Sprachentwicklungsverzögerungen zum Zeitpunkt der U7 (21. bis 24. Lebensmonat) eingesetzt wird. Der Fragebogen besteht aus einer Wortschatzliste mit insgesamt 57 Wörtern. Auch hier sollen die Eltern ankreuzen, welche Wörter ihr Kind schon beherrscht. Zudem wird gefragt, ob das Kind schon Mehrwortäußerungen mit zwei oder mehr Wörtern nutzt. Neben einer österreichischen und einer schweizerdeutschen Version des Fragebogens für den deutschsprachigen Raum wurde das Verfahren auch in 25 Fremdsprachen übersetzt, um die Beurteilung des Sprachentwicklungsstandes bei mehrsprachigen Kindern in der Praxis zu erleichtern (von Suchodoletz, 2012, S. 71). Die Ergebnisse dieser adaptierten Bögen ermöglichen eine erste Einschätzung der sprachlichen Fähigkeiten mehrsprachiger Kinder durch die Überprüfung von Wörtern des Grundwortschatzes. Der SBE-2-KT und die Übersetzungen sind kostenfrei im Internet abrufbar[1].

SBE-2-KT: Kostenfrei im Internet und umfassend einsetzbar

Durchführung, Auswertung und Interpretation. Der Fragebogen sollte von den Eltern oder anderen wichtigen Bezugspersonen des Kindes ausgefüllt werden, wobei die Durchführungszeit meistens weniger als 5 Minuten beträgt (von Suchodoletz, 2012, S. 72). Alle dem Kind bekannten Wörter sowie die mit „Ja" beantwortete Grammatikfrage werden für die Auswertung aufsummiert. Maximal können somit 58 Punkte erreicht werden. Für die Interpretation stehen separate Normwerte für 21 und 22 sowie für 23 und 24 Monate alte Kinder zur Verfügung. Bei einem Ergebnis unter dem in den Normtabellen angegebenen kritischen Wert besteht der Verdacht auf eine Sprachentwicklungsverzögerung. Die kritischen Werte basieren auf der Annahme, dass etwa 14 % aller Kinder als Late Talker eingestuft werden (von Suchodoletz, 2012, S. 76). Ein Ergebnis im SBE-2-KT von einem Prozentrang (PR) ≤ 14 wird somit als auffällig gewertet. Dies entspricht einem SBE-2-KT-Wert < 13 für 21 und 22 Monate alte Kinder bzw. < 19 für 23 und 24 Monate alte Kinder. Für eine differenziertere Erfassung des Sprachstands stehen zudem auch getrennte Normwerte für Mädchen und Jungen zur Verfügung.

SBE-2-KT: Hinweise für mehrsprachige Kinder

Für mehrsprachige Kinder wird empfohlen, die Einschätzung hinsichtlich des Verdachts auf eine Sprachentwicklungsverzögerung auf Basis des Gesamtwortschatzes, also der verwendeten Wörter sowohl in der Muttersprache des Kindes als auch in der Umgebungssprache Deutsch, zu treffen. Der

1 Internetadresse: https://www.ph-heidelberg.de/sachse-steffi/professur-fuer-entwicklungspsychologie/elternfrageboegen-sbe-2-kt-sbe-3-kt/sbe-2-kt.html

Gesamtwert ergibt sich dann aus der Anzahl der verwendeten Wörter in beiden Sprachen zusammen (von Suchodoletz, 2012, S. 73).

Normierung und Testgüte. Die Normstichprobe des SBE-2-KT setzt sich aus 685 Kindern (336 Mädchen und 349 Jungen) im Alter zwischen 21 und 24 Monaten aus Bayern zusammen. Die Durchführungs-, Auswertungs- und Interpretationsobjektivität können als gegeben angesehen werden, da entsprechende Anweisungen und Informationen im Manual vorhanden sind. Die Reliabilität des SBE-2-KT wurde über die Berechnung der internen Konsistenz nach Cronbachs Alpha sowie über die Testhalbierungsmethode bestimmt. Es zeigte sich in beiden Fällen ein hoher Reliabilitätskoeffizient von .98. Umfangreiche Analysen zur Validität des Verfahrens sprechen für seine Aussagekraft (zusammenfassend von Suchodoletz, 2012, S. 97 ff.). So liegen u. a. Analysen zur Konstrukt- und Kriteriumsvalidität sowie zur Zuverlässigkeit hinsichtlich der Erfassung von Late Talkern vor.

Zusammenfassung und Bewertung. Beim SBE-2-KT handelt es sich um ein ökonomisches Screeninginstrument, das umfangreich hinsichtlich seiner psychometrischen Kriterien und diagnostischen Aussagekraft untersucht wurde. Eine bundesweit erhobene Normstichprobe wäre jedoch wünschenswert gewesen. Allerdings unterstützen die zahlreichen, kostenfrei zur Verfügung stehenden Übersetzungen in andere Sprachen die Einschätzung des Sprachstands mehrsprachiger Kinder erheblich, was für den Einsatz des Verfahrens spricht.

6.1.5 SBE-3-KT

Kurzbeschreibung. Der SBE-3-KT (Sprachbeurteilung durch Eltern: Kurztest für die U7a; von Suchodoletz, Kademann & Tippelt, 2009; von Suchodoletz, 2012) eignet sich zur Früherkennung von Kindern mit Sprachentwicklungsstörungen im Alter vom 32. bis 40. Lebensmonat und ist insbesondere zur Erfassung der sprachlichen Fähigkeiten zum Zeitpunkt der U7a vorgesehen. Wie beim SBE-2-KT handelt es sich beim SBE-3-KT um einen Kurztest, der aus einer Wortliste sowie Fragen zur Grammatik besteht und von den Eltern oder nahestehenden Bezugspersonen bearbeitet werden soll. Die Wortliste besteht aus insgesamt 82 Wörtern, wobei die Eltern die Begriffe ankreuzen sollen, die ihr Kind schon verwendet. Diese werden um insgesamt 15 Fragen zur Grammatik erweitert. So wird beispielsweise erfragt, ob das Kind schon die Satzverknüpfung „und“ benutzt oder W-Fragen stellt (von Suchodoletz, 2012, S. 111 f.). Wie auch der SBE-2-KT ist der SBE-3-KT kostenfrei im Internet abrufbar[2].

SBE-3-KT: Kostenfrei im Internet

2 Internetadresse: https://www.ph-heidelberg.de/sachse-steffi/professur-fuer-entwicklungspsychologie/elternfrageboegen-sbe-2-kt-sbe-3-kt/sbe-3-kt.html

Durchführung, Auswertung und Interpretation. Für die Durchführung werden die Eltern bzw. nahestehende Bezugspersonen des Kindes gebeten, den Fragebogen auszufüllen. Die Durchführungsdauer wird dabei mit etwa 5 bis 10 Minuten, die Dauer der Auswertung mit etwa 2 Minuten angegeben (von Suchodoletz, 2012, S. 112). Für die Auswertung werden wie beim SBE-2-KT die angekreuzten (und somit vom Kind verwendeten) Wörter sowie die mit „Ja" angekreuzten Fragen zur Grammatik aufsummiert und mit einem kritischen Wert verglichen. Ein Ergebnis mit einem Prozentrang (PR) ≤ 16 wird als auffällig interpretiert. Dabei liegen Normwerte in Drei-Monatsstufen zur Interpretation sowie getrennte Prozentrangtabellen für Mädchen und Jungen vor (von Suchodoletz, 2012, S. 115 f.).

Normierung und Testgüte. Die Normierung des SBE-3-KT basiert auf den Ergebnissen von insgesamt 1.743 Kindern (815 Mädchen und 928 Jungen) aus Bayern. Für dieses Verfahren finden sich im Manual Hinweise zur Durchführung, Auswertung und Interpretation, sodass die Objektivität in diesen Bereichen als erfüllt angesehen werden kann. Zur Reliabilität des Verfahrens werden hohe interne Konsistenzen (α zwischen .87 und .98) sowie eine entsprechend hohe Split-Half-Reliabilität (.84 bis .97; vgl. von Suchodoletz, 2012, S. 96 f.) berichtet. Zur Validität des SBE-3-KT wurden entsprechende Analysen, u. a. zur Kriteriums- und Konstruktvalidität, sowie zur diagnostischen Aussagekraft durchgeführt. So liegen die Korrelationen der SBE-3-KT-Skalen mit den Skalen anderer Sprachtests im mittleren Bereich (für den AWST-R zwischen .54 und .61; für den SETK 3-5 zwischen .42 und .63).

Zusammenfassung und Bewertung. Mit dem SBE-3-KT liegt ein reliables und ökonomisches Screeninginstrument zur Erfassung von sprachauffälligen Kindern zum Zeitpunkt der U7a vor. Das Verfahren verfügt zudem über eine umfangreiche Normierung, wobei jedoch darauf hingewiesen werden muss, dass die Normen nur in Bayern erhoben wurden. Eine bundesweit erhobene Normstichprobe wäre wünschenswert.

6.2 Screeningverfahren zur Sprachstandserfassung für monolinguale und mehrsprachige Kinder

Screenings zur Spezifizierung von Risikofaktoren

Im Gegensatz zu standardisierten Sprachtests, die im Rahmen der Diagnosestellung eingesetzt werden können (vgl. Abschnitt 6.3 und 6.4), dienen Screeningverfahren in der Sprachstandsdiagnostik der Spezifizierung von Risikofaktoren bzw. ersten Auffälligkeiten in der Sprachentwicklung. Screeningverfahren sind unter anderem aus den teilweise verbindlichen Sprachstandsfeststellungen für das Vorschulalter bekannt (für einen Überblick s. Sallat, 2014). Bei der Mehrzahl der im deutschsprachigen Raum zur Verfügung stehenden Verfahren für mehrsprachige Kinder handelt es sich ebenfalls um Screeninginstrumente (eine erste Ausnahme bildet das Verfahren LiSe-DaZ, vgl. Abschnitt 6.2.3). Einen Überblick über verschiedene Screeningverfahren zur Sprachstandserfassung für monolinguale und mehrsprachige Kinder gibt Tabelle 2.

Tabelle 2: Beispiele für Screeningverfahren zur Sprachstandserfassung für monolinguale und mehrsprachige Kinder

Testname	Abkürzung	Autor & Erscheinungsjahr	Überprüfte Bereiche	Altersgruppe
Cito-Sprachtest Version 3	–	Centraal Instituut voor Toetsontwikkeling (Cito, 2014)	Rezeptive sprachliche Komponenten in Deutsch und Türkisch (Wortschatz, kognitive Begriffe, phonologische Bewusstheit, Textverständnis)	Deutsch: 4;3 bis 6;11 Jahre Türkisch: 5;0 bis 6;6 Jahre
Evozierte Diagnostik grammatischer Fähigkeiten für mehrsprachige Kinder	ESGRAF-MK	Motsch (2011)	Grammatik (expressiv) in den Sprachen Türkisch, Polnisch, Russisch, Griechisch und Italienisch	4;0 bis 10;11 Jahre
Linguistische Sprachstandserhebung – Deutsch als Zweitsprache	LiSe-DaZ	Schulz & Tracy (2011)	Grammatik (expressiv und rezeptiv)	3;0 bis 7;11 Jahre
Screening der Erstsprachfähigkeit bei Migrantenkindern	SCREEMIK 2	Wagner (2008)	Aussprache und Wortschatz für die Erstsprachen Türkisch und Russisch; für Russisch zusätzlich Grammatik	4;0 bis 5;11 Jahre
Sprachscreening für das Vorschulalter	SSV	Grimm (2003)	Arbeitsgedächtnisleistungen, Morphologie, Satzgedächtnis	3;0 bis 5;11 Jahre

6.2.1 Cito-Sprachtest Version 3

Cito: Computergestützter Sprachtest ein Jahr vor der Einschulung

Kurzbeschreibung. Der Cito-Sprachtest Version 3 (Cito, 2014) stellt ein computerbasiertes Testverfahren zur Erhebung der rezeptiven sprachlichen Fähigkeiten von deutsch- und türkischsprachigen Kindern dar, die sich etwa ein Jahr vor der Einschulung befinden. Ziel des Verfahrens ist es, Kinder mit einem speziellen Förderbedarf zu bestimmen. Der Test richtet sich an

Kinder zwischen 4;3 und 6;11 Jahren (deutsche Version) bzw. zwischen 5;0 und 6;6 Jahren (türkische Version). Er besteht aus vier Untertests, die die Bereiche passiver Wortschatz, kognitive Begriffe (z. B. Form, Maß, Räumlichkeit), phonologische Bewusstheit (Lautdifferenzierung „Haus-Maus") und Textverständnis prüfen.

Durchführung, Auswertung und Interpretation. Die Durchführung des Sprachtests erfolgt in spielerischer Form am Computer und kann in Deutsch oder Türkisch erfolgen. Während der Überprüfung werden die Kinder von pädagogischen Fachkräften begleitet. Durch die zusätzliche Möglichkeit, das Verfahren in der türkischen Sprache durchzuführen, ist bei bilingual deutsch-türkischen Kindern auch eine Einschätzung der Erstsprache Türkisch möglich. Insgesamt nimmt die Bearbeitung aller vier Bereiche etwa 25 Minuten für die deutsche Version und ca. 40 Minuten für die türkische Version in Anspruch. Unterbrechungen sind zu jedem Zeitpunkt möglich, der Test kann anschließend einfach fortgeführt werden. Zu Beginn der Testung und bei jedem neuen Testbereich wird eine Übungseinheit durchgeführt, in der die Kinder sich mit der Handhabung der Computer-Maus und der Aufgabe vertraut machen können. Der Test wird mit einer unterstützenden Software ausgewertet und interpretiert. Die Testergebnisse werden dabei automatisch in „förderbedürftig", „nicht förderbedürftig" und „gut" kategorisiert.

Cito: Automatische Kategorisierung

Normierung und Testgüte. Die Testbroschüre zur CD-ROM gibt nur wenige Informationen zur Normierung und keine bezüglich der Testgütekriterien, sodass auf Angaben aus einem Datenblatt, das auf der Homepage des Anbieters heruntergeladen werden kann, zurückgegriffen wird. Das Verfahren wurde im Rahmen der allgemeinen Sprachstanderhebung im Bundesland Bremen an 4.900 Kindern normiert (Cito Deutschland, o. J.). Die Objektivität des Verfahrens kann aufgrund der computergestützten Durchführung, Auswertung und Interpretation als sichergestellt eingeschätzt werden. Zur Bestimmung der Reliabilität wurde die interne Konsistenz der Untertests (Cronbachs Alpha) berechnet. Die Koeffizienten befinden sich sowohl für die deutsche (.76 bis .91) als auch für die türkische Version (.69 bis .85) im guten Bereich (Cito Deutschland, o. J.). Zur Validität der aktuellen, deutschen Version sind noch keine Angaben verfügbar, für die Version 2 liegt ein wissenschaftlicher Bericht von Duindam, Konak und Kamphuis (2010) vor, der Angaben zu den Testgütekriterien enthält.

Zusammenfassung und Bewertung. Bei dem Cito-Sprachtest handelt es sich um ein einfach durchzuführendes, computerbasiertes Testverfahren zur Überprüfung des Sprachverständnisses von Vorschulkindern. Es ist standardisiert und ökonomisch in der Durchführung und Auswertung und lässt sich auch mit türkischsprachigen Kindern durchführen, um zusätzlich zum Deutschen auch eine Einschätzung in der Erstsprache Türkisch zu erhalten. Kritisch anzumerken ist, dass der Test zwar als Instrument zur Sprachstands-

Cito: Einsatz bei türkischsprachigen Kindern möglich

erhebung ausgewiesen wird, die enthaltenen Aufgaben allerdings nur die rezeptiven sprachlichen Fähigkeiten erfassen. Die Angaben zur Normierung des Sprachtests sind lückenhaft, da Erläuterungen zum Wohnort sowie zum familiären und sprachlichen Hintergrund der Kinder fehlen. Angaben zu den Testgütekriterien liegen ebenfalls nur zum Teil vor. Ein ausführliches, gedrucktes Manual wäre im Sinne der Transparenz und zur anwenderfreundlichen Beurteilung der Testergebnisse wünschenswert.

6.2.2 ESGRAF-MK

ESGRAF-MK: Einschätzung der Kompetenz in der Migrationssprache

Kurzbeschreibung. Die Evozierte Diagnostik grammatischer Fähigkeiten für mehrsprachige Kinder (ESGRAF-MK; Motsch, 2011) dient der Einschätzung von Fähigkeiten in fünf Migrationssprachen der Bundesrepublik Deutschland: Türkisch, Polnisch, Russisch, Griechisch und Italienisch. Das Verfahren wurde für Kinder im Alter zwischen vier und zehn Jahren konzipiert und wird computerbasiert unter Verwendung einer Software durchgeführt. Die Überprüfung grammatikalischer Kompetenzen (Morphologie und Syntax) steht bei diesem Screening im Vordergrund. Der Anwender benötigt hierzu keine Kenntnisse in den jeweiligen Sprachen, eine gezielte Einarbeitung in das Verfahren wird jedoch empfohlen. Die ESGRAF-MK möchte eine bessere Differenzierung zwischen mehrsprachigen Kindern, die lediglich unzureichende Sprachkompetenzen in der Zweitsprache Deutsch aufweisen und Kindern, die Defizite in beiden Sprachen (im Sinne einer umschriebenen Entwicklungsstörung des Sprechens und der Sprache) besitzen, ermöglichen. Das Verfahren wird sowohl für die Sprachdiagnostik im Rahmen der Kostenübernahme für sprachtherapeutische Maßnahmen als auch für den Einsatz in verschiedenen Bereichen des Bildungswesens, wie zum Beispiel bei der Schuleingangsuntersuchung oder der regulären Sprachstandserhebung im Kindergarten, empfohlen (Motsch, 2011, S. 8).

ESGRAF-MK: Computergestützter Einsatz

Durchführung, Auswertung und Interpretation. Die Durchführung und Auswertung erfolgt computergestützt mittels einer entsprechenden Software. Es wird empfohlen, sich im Vorfeld intensiv in das Manual einzuarbeiten und sich in die Zielantworten der Items einzuhören. Dadurch soll die Entscheidung, ob eine Antwort als korrekt oder fehlerhaft zu bewerten ist, erleichtert werden. Zu Beginn der Testdurchführung wird für das zu untersuchende Kind ein spezifisches Profil angelegt, welches zusätzlich zu allgemeinen demografischen Daten auch Informationen zur sprachlichen Biografie des Kindes enthält (Motsch, 2011, S. 29). Anschließend kann die Überprüfung in der Muttersprache gestartet werden. Dabei werden die verschiedenen Aufgabenstellungen in der Erstsprache des Kindes eingeführt. Das Kind wird aufgefordert, in seiner Muttersprache zu antworten. Der Diagnostiker steht vor der Herausforderung, diese Äußerungen des Kindes anschließend zu bewerten. Hierzu sind dem Testmanual die Antworten in der Erstsprache, in der Sprache Deutsch und in Lautschrift zu entnehmen. Darüber hinaus finden sich wertvolle Hinweise zur Beurteilung der Antworten, zum Beispiel bezüglich der Syntax der Äußerung. Insgesamt werden mit dem Kind je nach Version 14 bis 24 Items bearbeitet. Die Auswertung und Interpretation erfolgt ebenfalls programmbasiert und steht dem Diagnostiker bereits kurz nach der Testung als separate Datei zur Verfügung. Angegeben werden dabei die Prozentwerte der falschen Äußerungen mit und ohne die spät erworbenen Fähigkeiten. Diese werden sprachenspezifisch angegeben, zum Beispiel für das Russische die Fähigkeiten zur Pluralbildung. Das Testergebnis eines Kindes gilt je nach Sprache und Itemanzahl bei einer Fehlerquote von 14 bis 18 % als auffällig (Motsch, 2011, 12).

Normierung und Testgüte. Die Itementwicklung erfolgte literaturbasiert in Zusammenarbeit mit mehreren Muttersprachlern. Anschließend wurde im Sinne einer Feldstudie die Testversion der ESGRAF-MK von 39 Diagnostikern an 77 Kindern, die sich überwiegend in sprachtherapeutischer Behandlung befanden, durchgeführt und bewertet. Anhand der Ergebnisse dieser Testphase wurde das Verfahren modifiziert und liegt nun in der publizierten Version vor. Die Objektivität des Screenings kann aufgrund der computergestützten Anwendung und Auswertung als gegeben angesehen werden. Der Diagnostiker hat allerdings die Aufgabe, die fremdsprachlichen Äußerungen der Kinder zu bewerten, was evtl. mit Einschränkungen der Objektivität verbunden sein könnte. Angaben zur Reliabilität, Validität, Sensitivität und Spezifität des Verfahrens stehen noch aus. Auch liegt dem Verfahren leider keine entsprechende Normierung zugrunde.

Zusammenfassung und Bewertung. Mit der ESGRAF-MK liegt ein innovatives, anwenderfreundliches Erhebungsverfahren vor, das auch Testanwendern ohne fremd- oder muttersprachliche Kompetenzen eine Einschätzung der grammatikalischen Fähigkeiten eines Kindes in den Sprachen Türkisch, Russisch, Polnisch, Italienisch und Griechisch ermöglicht. Allerdings fehlen Belege zu den üblichen Gütekriterien, wodurch die Zuverlässigkeit und Gültigkeit des Verfahrens nicht beurteilt werden können. Weitere Studien sind deshalb wünschenswert und notwendig.

ESGRAF-MK: Aussagen zu Gütekriterien und Normdaten fehlen

6.2.3 LiSe-DaZ

Kurzbeschreibung. Mit der Linguistischen Sprachstandserhebung – Deutsch als Zweitsprache (LiSe-DaZ; Schulz & Tracy, 2011) können sowohl rezeptive als auch expressive Bereiche der deutschen Sprache überprüft werden. Das Verfahren wurde für den Einsatz bei Kindern mit Deutsch als Zweitsprache (DaZ) unter Berücksichtigung der Kontaktzeit mit dem Deutschen als Förderdiagnostik konzipiert. Darüber hinaus kann das Verfahren auch

LiSe-DaZ: Linguistische Sprachstandserhebung – Deutsch als Zweitsprache

bei Kindern mit Deutsch als Muttersprache (DaM) angewendet werden. Bei Bedarf können auf der Grundlage des Sprachstands eines Kindes Fördermaßnahmen abgeleitet und anhand von Wiederholungsmessungen individuelle Entwicklungsschritte dokumentiert werden.

Durchführung, Auswertung und Interpretation. Die LiSe-DaZ wird im Einzelsetting durchgeführt und nimmt etwa 20 bis 30 Minuten für die Durchführung bzw. 30 Minuten für die Auswertung in Anspruch. Zur Erfassung der Sprachproduktion stehen dem Testanwender vier Untertests zur Verfügung, anhand derer die Beherrschung der Satzklammer, Kasusmarkierung, Subjekt-Verb-Kongruenz und verschiedene Wortklassen überprüft werden können. Das Sprachverständnis wird anhand von drei Untertests eingeschätzt, mit denen das Verstehen von W-Fragen (siehe Abbildung 1), Negationen und Verbbedeutungen erfasst werden. Für die Protokollierung stehen je nach Modul (Sprachproduktion und Sprachverständnis) und Gruppe (DaZ und DaM) unterschiedliche Protokollbogen zur Verfügung. Bei der Auswertung werden für die einzelnen Untertests die Punkte addiert und ein Rohwert bestimmt, dem anschließend ein entsprechender Prozentrang und T-Wert zugeordnet werden kann (ausgenommen sind hier die Untertests zur Erfassung der Satzklammer und Subjekt-Verb-Kongruenz; hier werden lediglich die kumulierten Prozente angegeben). Zusätzlich zur Einschätzung der Testergebnisse erhält der Auswerter eine Aussage darüber, ob ein Förderbedarf vorliegt und wenn ja, in welchem Bereich der Sprache dieser besteht. Wenn ein Kind in einem oder mehreren Untertests einen T-Wert < 40 erzielt, wird empfohlen nach möglichen Gründen für dieses Ergebnis bzw. das Elterngespräch zu suchen.

LiSe-DaZ: Normen für Kinder im Alter von 3 bis knapp 8 Jahren

Normierung und Testgüte. Die LiSe-DaZ wurde im Zeitraum von 2008 bis 2010 an insgesamt 912 Kindern normiert, von denen 609 Kinder Deutsch als Zweitsprache und 303 Kinder Deutsch als Muttersprache aufwiesen. Im Vorfeld wurde das Verfahren an knapp über 1.000 Kindern im Rahmen von mehreren Pilotstudien bereits getestet und auf Basis dieser Ergebnisse entsprechend modifiziert. Für Kinder mit Deutsch als Zweitsprache liegen Normen für die Altersgruppe 3;0 bis 7;11 Jahre vor, für die das Kontaktalter und die Kontaktdauer mit der deutschen Sprache für einen Erwerbbeginn im Alter zwischen dem 24. und 47. Lebensmonat kontrolliert sind. In diesem Zeitraum treten die meisten Kinder in den Kindergarten ein und erhalten häufig erstmals einen regelmäßigen sprachlichen Input in der Zweitsprache. Für Kinder, die vor dem zweiten oder nach dem vierten Lebensjahr mit dem Deutschen in Kontakt kommen, liegen bisweilen keine gesonderten Normen vor. Darüber hinaus bestehen Vergleichswerte für Kinder mit Deutsch als Muttersprache für den Altersbereich von 3;0 bis 6;11 Jahren (Schulz & Tracy, 2011, S. 85; vgl. auch Schulz, 2013). Für die Normierung wurden Kinder mit Hör- und Sprachentwicklungsstörungen ausgeschlossen, die mithilfe eines Elternfragebogens identifiziert wurden.

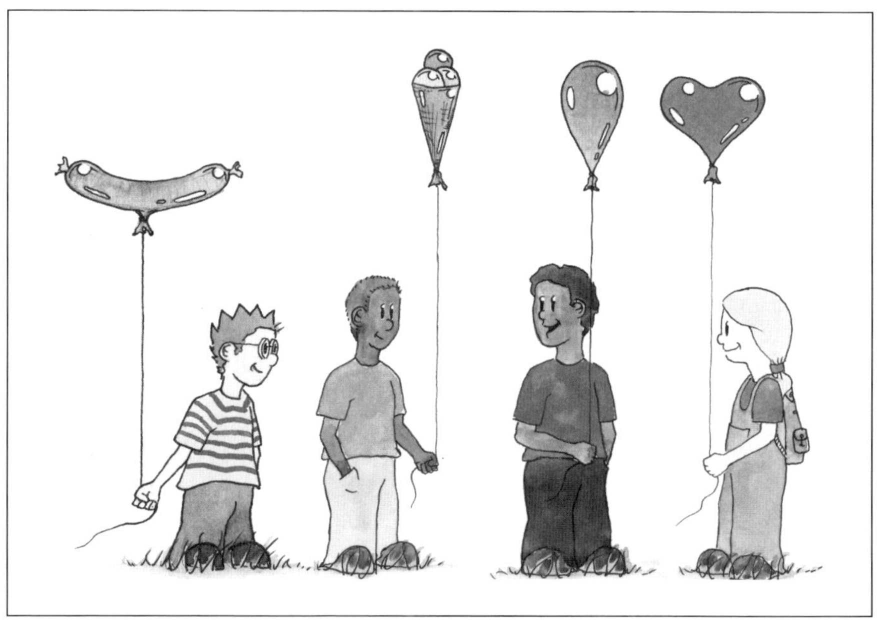

Abbildung 1: Übungsaufgabe aus dem Untertest „Verstehen von W-Fragen" der LiSe-DaZ (Aufgabenstellung: „Die Kinder halten Luftballons in der Hand. Sie wollen jetzt nach Hause gehen. Was halten die Kinder in der Hand?")

Das Gütekriterium Objektivität kann für die LiSe-DaZ sowohl für die Durchführung als auch für die Auswertung und Interpretation angenommen werden. Im Testmanual finden sich standardisierte Instruktionen und Auswertungsrichtlinien zu jedem Untertest, die durch wertvolle zusätzliche Hinweise und Auswertungsbeispiele ergänzt werden. Zudem wird eine zufriedenstellende Beurteilerübereinstimmung (ICC=.92 bis .99) angegeben. Die interne Konsistenz nach Cronbachs Alpha für den Bereich Sprachverständnis wird separat für die DaZ-Gruppe und die DaM-Gruppe angegeben und wurde getrennt für jüngere (3;0–4;11 Jahre) und ältere Kinder (5;0–6;11 Jahre) bestimmt. Der Median der DaZ-Gruppe (.72) und der DaM-Gruppe (.70) liegt im zufriedenstellenden Bereich. Allerdings zeigen sich bei Betrachtung auf Untertestebene in der DaZ-Gruppe der jüngeren (Negation = .47) sowie der älteren Kinder (Verbbedeutung = .59) deutlich schlechtere Ergebnisse. Dies lässt sich auch für die älteren Kinder der DaM-Gruppe (Verbbedeutung = .45; W-Fragen = .53) und in der Tendenz für die Altersgruppe der Drei- und Vierjährigen (Negation = .69) belegen.

Die inhaltliche Validität ist aufgrund der ausführlichen linguistischen und spracherwerbstheoretischen Fundierung sowie einer ausführlichen Begründung der Untertestauswahl gegeben. Zudem werden verschiedene wichtige grammatikalische Bereiche überprüft, wie zum Beispiel die Satzklammer. Allerdings findet keine Einschätzung sowohl des Wortschatzes als auch der phonologischen Ebene statt. Im Zuge dessen müssen zum Ausschluss von Störungen in diesen Bereichen zusätzliche Verfahren angewendet werden (Schulz, 2013).

Zur Bestimmung der Kriteriumsvalidität liegen Berechnungen bezüglich des Zusammenhangs des mütterlichen Bildungsniveaus und den Ergebnissen in den einzelnen Untertests vor. Diese zeigen, dass die Testergebnisse insbesondere bei den DaZ-Kindern weitestgehend unabhängig vom mütterlichen Bildungsabschluss sind. Ein solcher Befund ist hypothesenkonform, da mit der LiSe-DaZ keine generellen Sprachfähigkeiten, sondern regelgeleitete grammatische Kernbereiche in der Zweitsprache Deutsch untersucht werden, die vom Input in der Zweitsprache abhängig sind (Schulz & Tracy, 2011, S. 109). Für die Konstruktvalidität sprechen die signifikanten Korrelationen zwischen den Untertests der LiSe-DaZ und eine Extremgruppenvalidierung. Darüber hinaus zeigen sich signifikante Zusammenhänge (r=.22 bis .45) für die Gruppe der DaM-Kinder mit dem SETK 3-5 (konvergente Validität). Zur Bestimmung der diskriminanten Validität wurden mit 38 DaZ-Kindern und 49 DaM-Kindern Untertests zur „nonverbalen Intelligenz" aus der Kaufman Assessment Battery for Children (K-ABC; Melchers & Preuss, 2009) durchgeführt. Dabei zeigten sich geringe bis mittlere Korrelationen (DaM: r=–.20 bis .30; DaZ: r=–.10 bis .57).

Zusammenfassung und Bewertung. Die LiSe-DaZ bietet als standardisiertes und normiertes Testverfahren die Möglichkeit, den Sprachstand von Kindern mit Deutsch als Zweitsprache einzuschätzen und nimmt in dieser Form der Sprachstandsdiagnostik eine Alleinstellung ein. Die Güte des Verfahrens konnte bestätigt werden, insgesamt stehen jedoch nur wenige Belege für die Stabilität der Ergebnisse zur Verfügung (zum Beispiel keine Angaben zur Retest-Reliabilität). Weitere Studien diesbezüglich wären wünschenswert und erforderlich.

6.2.4 SCREEMIK 2

SCREEMIK 2: Feststellung eines sonderpädagogischen Förderbedarfs

Kurzbeschreibung. Das Screening der Erstsprachfähigkeit bei Migrantenkindern (SCREEMIK 2; Wagner, 2008) stellt ein computergestütztes Testverfahren dar, um die Erstsprache deutsch-russisch bzw. deutsch-türkisch sprechender Kinder im Vorschulalter zu überprüfen. Das Screeninginstrument dient dazu, Kinder mit russischem oder türkischem Migrationshintergrund, die über Auffälligkeiten in der deutschen Sprache verfügen, auf parallel auftretende Probleme in deren Erstsprache hin zu testen. Dadurch sollen ein sonderpädagogischer Förderbedarf rechtzeitig festgestellt und gegebenenfalls therapeutische Maßnahmen eingeleitet werden können. Das SCREEMIK 2 richtet sich dabei insbesondere an Kinder mit einem sukzessiven Zweitspracherwerb im Deutschen, die entweder die ersten Lebensjahre im Ausland aufgewachsen oder in Deutschland geboren sind, aber bis zum Kindergartenalter mit der Sprache ihrer Eltern aufwuchsen (Wagner, 2008, S. 20).

SCREEMIK 2: Computergestützte Durchführung

Durchführung, Auswertung und Interpretation. Die Durchführung ist computerbasiert und erfolgt in spielerischer Form. Das Verfahren wurde für Kinder im Alter zwischen vier und fünf Jahren entwickelt und kann in etwa 15 bis 20 Minuten im Einzelsetting durchgeführt werden (Wagner, 2008, S. 36). Dabei werden keine Kenntnisse des Testleiters in der jeweiligen Sprache vorausgesetzt. In der deutsch-russischen Version des SCREEMIK 2 werden anhand von sechs Aufgaben die Bereiche Aussprache, Grammatik und Wortschatz überprüft. In der türkischen Version werden mit zwei Aufgaben die Bereiche Aussprache und Wortschatz untersucht. Der Testleiter markiert die Antworten des Kindes. Anschließend werden die Daten automatisch interpretiert und in einen Befundbericht integriert.

Normierung und Testgüte. Die Normstichprobe bestand aus 406 russisch-deutschen und 388 türkisch-deutschen Kindern im Alter zwischen 4;0 bis 5;11 Jahren aus den Regionen Bayern, Baden-Württemberg, Hessen und Nordrhein-Westfahlen (Wagner, 2008, S. 24). Die Geschlechterverteilung war dabei annähernd gleich. Bei 6 bis 8 % der Kinder bestand ein Verdacht auf eine Sprachentwicklungsstörung.

Die Objektivität kann aufgrund der hohen Standardisierung als gegeben angenommen werden. Die computergestützte Durchführung erübrigt zusätzliche Hilfen oder Erläuterungen durch den Testleiter. Zudem liegen ausführliche Informationen zur Testdurchführung und klare Instruktionen sowie Informationen zu Abbruchmöglichkeiten vor. Die Auswertungsobjektivität wurde mittels Interraterreliabilität bestimmt. Dazu wurden bei einem Teil der Stichprobe die Übereinstimmungen in der Auswertung durch zwei unabhängige Testleiter überprüft (mit/ohne Kenntnis der Erstsprache des Kindes). Hierbei zeigten sich hohe Übereinstimmungen von über 95 % (russisch-deutsch) bzw. 90 % (türkisch-deutsch). Interpretationsobjektivität liegt durch die Angabe von Prozenträngen und kritischen Werten (Cut-off-Werten) vor.

Die Reliabilität des Verfahrens wurde anhand der internen Konsistenz nach Cronbachs Alpha bestimmt und erreichte für die einzelnen Untertests der deutsch-russischen Version Werte zwischen .86 und .91 bzw. für die Subtests der deutsch-türkischen Version Werte zwischen .82 und .87. Als Kriteriumsvalidität des Verfahrens wurden die Übereinstimmungen zwischen dem Erzieherurteil zum Sprachstand der teilnehmenden Kinder und den

Ergebnissen im SCREEMIK 2 berechnet. Die Analysen ergaben hohe Korrelationen zwischen $r=.7$ und $r=.9$. Die Konstruktvalidität wurde über die Alterssensitivität des Tests sowie über die Interkorrelationen der Subtests ermittelt. Bis auf die hohe Korrelation der Subtests „Grammatik" und „Wortschatz" in der russisch-deutschen Version zeigten sich nur schwache oder keine Zusammenhänge der einzelnen Untertests. Mittelwertsvergleiche und Varianzanalysen belegen für die Gruppe der Fünfjährigen einen signifikanten Leistungsanstieg verglichen mit der Gruppe der Vierjährigen. Darüber hinaus wurde eine exploratorische Faktorenanalyse zur Überprüfung der Subteststruktur durchgeführt. Neben den klassischen Gütekriterien wurden auch die Sensitivität (88,4 bis 94,3 %) und Spezifität (91,6 bis 96,5 %) für die vier- und fünfjährigen türkisch-deutschen und russisch-deutschen Kinder aus der Normstichprobe des Tests berechnet.

Zusammenfassung und Bewertung. Der SCREEMIK 2 liegt als standardisiertes Verfahren vor, dessen Gütekriterien als erfüllt bewertet werden können. Die Normen wurden an ausreichend großen Stichproben erhoben. Besonders von Vorteil ist, dass die Normen an mehrsprachigen Kindern, die in Deutschland aufgewachsen sind, berechnet wurden und nicht an monolingualen Gruppen aus den Herkunftsländern. Die Spezifität und Sensitivität können als gegeben angesehen werden. Insgesamt liegen allerdings wenige Belege des Verfahrens zur Reliabilität vor, so fehlen Angaben zur Retest-Reliabilität.

6.2.5 SSV

SSV: Kurzform des SETK 3-5

Kurzbeschreibung. Das Sprachscreening für das Vorschulalter (SSV; Grimm, 2003) dient der Identifizierung von Sprachentwicklungsstörungen bei Kindern zwischen 3;0 und 5;11 Jahren. Das SSV ist eine Kurzform des SETK 3-5 (vgl. Abschnitt 6.3.7) und liegt in einer Form für Dreijährige und einer Form für Vier- und Fünfjährige vor. Es findet Anwendung in der kinderärztlichen, logopädischen und kinderpsychologischen Praxis sowie in Kindergärten.

Durchführung, Auswertung und Interpretation. Die Durchführung erfolgt im Einzelsetting und dauert etwa 10 Minuten. Die Dreijährigen bearbeiten die Untertests Phonologisches Arbeitsgedächtnis für Nichtwörter (PGN) und Morphologische Regelbildung (MR) des SETK 3-5. Vier- und Fünfjährige bearbeiten die Untertests PGN und Satzgedächtnis (SG). Für die Auswertung werden die korrekten Lösungen aufsummiert und so die entsprechenden Rohwerte für jeden Untertests gebildet. Bei der Morphologischen Regelbildung (MR) kann man 0, 1 oder 2 Punkte erreichen. Die erzielten Rohwerte können dann mit den vorhandenen Normtabellen Prozenträngen und T-Werten zugeordnet werden. Normtabellen liegen für vier Altersgruppen vor. Für die Interpretation der Testergebnisse stehen kritische Werte zur Verfügung. Wenn bei beiden Untertests die kritischen Werte nicht erreicht wurden, gilt die Risikodiagnose. Es wird von einer deutlichen Verzögerung der Sprachentwicklung ausgegangen. Wenn ein Kind nur einen kritischen Wert erreicht, wird empfohlen, es weiter zu beobachten. Erzielt das Kind in beiden Untertests ein Ergebnis oberhalb des kritischen Wertes, dann ist von einer altersgerechten Sprachentwicklung auszugehen (Grimm, 2003, S. 22 f./36 f.).

Normierung und Testgüte. Durchführung und Auswertung sind im Manual ausführlich beschrieben, sodass die entsprechende Objektivität als gegeben betrachtet werden kann. Zur Bewertung der Testergebnisse liegen kritische Werte sowie Prozentränge und T-Werte für die einzelnen Untertests sowie entsprechende Interpretationshinweise vor. Das SSV basiert auf dem SETK 3-5, weswegen für weiterführende Informationen zur Normierung auf das Manual des SETK 3-5 (diese Informationen beziehen sich auf die im Jahr 2000 veröffentlichte erste Auflage des SETK 3-5) zurückgegriffen werden muss. Für die Reliabilität des SSV wird die interne Konsistenz nach Cronbachs Alpha angegeben, die je nach Untertest und Altersgruppe zwischen $\alpha = .62$ und $\alpha = .89$ variiert und somit als nicht zufriedenstellend bis gut zu werten ist. Zur Bestimmung der Validität des SSV wurde v. a. der SETK 3-5 als Bezugsmaß herangezogen. Analysen zur Korrelation der Ergebnisse im SSV und einem mittleren Gesamtwert des SETK 3-5 ($r = .66$ bis $r = .83$) sowie zur Übereinstimmung der Klassifikationen von SSV und SETK 3-5 zeigen erwartungsgemäß hohe Zusammenhänge. Sensitivität und Spezifizität werden zwischen 80,0 % und 94,1 % angegeben (Grimm, 2003, S. 49 ff.).

Zusammenfassung und Bewertung. Das SSV ermöglicht eine ökonomische Überprüfung der Kompetenzen in der Grammatik und im phonologischen Arbeitsgedächtnis. Das Testmaterial ist insbesondere für jüngere Kinder sehr ansprechend. Der Anwender sollte jedoch mit dem SETK 3-5 vertraut sein bzw. das Manual vorliegen haben, um vollständige Informationen u. a. hinsichtlich der entwicklungstheoretischen Begründung und Normierung zu erhalten.

6.3 Allgemeine Sprachtests

Allgemeine und spezifische Sprachtests im Kontext des diagnostischen Prozesses

Wie bereits erwähnt (vgl. Abschnitt 2.2.3), überprüfen allgemeine Sprachtests verschiedene Aspekte der sprachlichen Kompetenz. In einem zweiten Schritt können zur Abklärung auffälliger Befunde auch spezifische Sprachtests (vgl. dazu Abschnitt 6.4) nötig werden. Einen Überblick über verschiedene allgemeine Sprachtests gibt Tabelle 3.

Tabelle 3: Beispiele für allgemeine Sprachtests

Testname	Abkürzung	Autor & Erscheinungsjahr	Überprüfte Bereiche	Altersgruppe
Entwicklungstest Sprache für Kinder von 4 bis 8 Jahren	ETS 4-8	Angermaier (2007)	– Sprachverständnis – Grammatik – Kurzzeitgedächtnis – Lernfähigkeit beim Schriftspracherwerb	4;0 bis 8;11 Jahre
Patholinguistische Diagnostik bei Sprachentwicklungsstörungen	PDSS	Kauschke & Siegmüller (2010)	– Phonetik – Phonologie – Lexikon, Semantik – Syntax, Morphologie	2;0 bis 6;11 Jahre
Potsdam-Illinois Test für Psycholinguistische Fähigkeiten	P-ITPA	Esser & Wyschkon (2010)	– Verbale Intelligenz – Wortschatz – Expressive Sprache – Phonologische Bewusstheit – Verbales Kurzzeitgedächtnis – Lesen (sinnhaft und sinnfrei) – Rechtschreibung (sinnhaft und sinnfrei)	4;0 bis 11;5 Jahre
Sprachstandserhebungstest für Kinder im Alter zwischen 3 und 5 Jahren	SET 3-5	Petermann (2016)	– Wortschatz – Phonetik/Phonologie – Semantische Relationen – Verarbeitungsgeschwindigkeit – Grammatik/Morphologie – Auditive Merkfähigkeit – Pragmatik	3;0 bis 5;11 Jahre
Sprachstandserhebungstest für Kinder im Alter zwischen 5 und 10 Jahren	SET 5-10	Petermann (2012)	– Wortschatz – Semantische Relationen – Verarbeitungsgeschwindigkeit – Sprachverständnis – Sprachproduktion – Grammatik/Morphologie – Auditive Merkfähigkeit	5;0 bis 10;11 Jahre
Sprachentwicklungstest für zweijährige Kinder (2;0–2;11 Jahre)	SETK-2	Grimm (2016)	– Wortschatz – Grammatik (jeweils expressiv und rezeptiv)	2;0 bis 2;11 Jahre
Sprachentwicklungstest für drei- bis fünfjährige Kinder (3;0–5;11 Jahre)	SETK 3-5	Grimm (2015)	– Sprachproduktion – Sprachgedächtnis – Sprachverständnis	3;0 bis 5;11 Jahre

6.3.1 ETS 4-8

Kurzbeschreibung. Der Entwicklungstest Sprache für Kinder von 4 bis 8 Jahren (ETS 4-8; Angermaier, 2007) erfasst rezeptive und expressive sprachliche Fähigkeiten. Die drei Kerntests Sprache Verstehen (SV), Grammatik Entwicklung (GE) und Silben Erkennen (SE) sollen die Diagnostik der Sprachentwicklungsstörung, der Lautdifferenzierungsschwäche und insbesondere des Dysgrammatismus abdecken. Für ein erstes Screening zur Erfassung des Grades der Sprachentwicklungsstörung wird die Durchführung der Untertests SV und GE empfohlen. Bei Verdacht auf eine Sprachentwicklungsverzögerung soll zusätzlich der Untertest SE durchgeführt werden. Die drei Kerntests werden durch den Untertest Farbnamen (FN) zur Erfassung des Kurzzeitgedächtnisses und den Lesenlern-Test (LT) als Zusatzverfahren ergänzt. Der LT dient der Bestimmung der Lernfähigkeit beim Schriftspracherwerb und wird für den Einsatz im Rahmen der Schulfähigkeitsuntersuchung empfohlen.

ETS 4-8: Sprache Verstehen, Grammatik Entwicklung, Silben Erkennen

Durchführung, Auswertung und Interpretation. Die Durchführung erfolgt im Einzelsetting. Die benötigte Zeit liegt für die Durchführung des Screenings (Untertests SV und GE) bei 15 bis 20 Minuten (Angermaier, 2007, S. 1). Für die Durchführung der ersten vier Untertests (SV, GE, SE und FN) ist mit etwa 30 Minuten zu rechnen. Die Durchführungszeit des optionalen Untertests LT beträgt zusätzliche 10 Minuten. Für die Auswertung wird die Anzahl der korrekten Lösungen pro Untertest aufsummiert und die daraus resultierenden Rohwerte werden mit den Normtabellen verglichen, welche T-Werte und Prozentränge zur Verfügung stellen.

Normierung und Testgüte. Die Normierung des ETS 4-8 basiert auf den Ergebnissen von $N = 1.267$ Kindern (646 Mädchen und 621 Jungen) zwischen vier und acht Jahren und erfolgte bundesweit an 14 Standorten. Es wird angegeben, dass klein-, mittel- und großstädtische Einzugsgebiete berücksichtigt wurden. Weitere Informationen, zum Beispiel zum mütterlichen Bildungsniveau der überprüften Kinder oder dem Erhebungszeitraum der Normierung, fehlen jedoch. Die Objektivität des Verfahrens kann im Hinblick auf die Durchführung durch vorhandene Instruktionen und Hinweise zur Protokollierung als gegeben betrachtet werden. Die Auswertungsobjektivität ist weitgehend erfüllt. Detailliertere Ausführungen im Manual wären jedoch hilfreich, da die zur Auswertung des Verfahrens erforderlichen Schritte nicht explizit beschrieben werden. Prozent-/T-Wert-Normen können zur Bewertung der erzielten Testergebnisse herangezogen werden, allerdings fehlt ein Interpretationsschema, in dem die Prozentränge einer konkreten Leistungsbewertung zugeordnet werden.

Die Reliabilität nach Cronbachs Alpha für die einzelnen Untertests variiert stark (.64 bis .96) und ist teilweise unzureichend. Die Inhaltsvalidität kann aufgrund der theoretischen Fundierung des Verfahrens angenommen werden. Die Itemschwierigkeiten und Trennschärfen belegen eine Differenzierungsfähigkeit des Verfahrens im unteren Leistungsbereich. Weiter wird der Leistungszuwachs in den Skalen in Abhängigkeit vom Alter angegeben. Darüber hinaus werden Mittelwerte und Standardabweichungen einer Gruppe sprachentwicklungsverzögerter Kinder und der Normstichprobe berichtet. Zur genaueren Bestimmung der Aussagekraft des Verfahrens sollten die Angaben im Manual durch aktuelle Studien ergänzt werden.

Zusammenfassung und Bewertung. Der ETS 4-8 ermöglicht eine ökonomische Beurteilung des Sprachstands von Kindern im Alter zwischen vier und acht Jahren. Das Vorgehen, mit dem Untertest Farbnamen relevante Gedächtnisfähigkeiten als Basiskompetenz des Spracherwerbs zu erfassen, stellt eine wertvolle Ergänzung der sprachbasierten Untertests dar. Das Verfahren verfügt mit $N = 1.267$ Kindern über eine angemessene Normierung, allerdings fehlt eine Angabe, wann die Normdaten erhoben wurden. Hinsichtlich der Gütekriterien sollten jedoch weitere Studien, insbesondere zur Validität, erfolgen.

ETS 4-8: Mangel an aktuellen Validierungsstudien

6.3.2 PDSS

Kurzbeschreibung. Die Patholinguistische Diagnostik bei Sprachentwicklungsstörungen (PDSS; Kauschke & Siegmüller, 2010) bildet ein umfassendes Testverfahren zur Diagnostik von Sprachentwicklungsstörungen bei Kindern im Alter zwischen 2;0 und 6;11 Jahren. Das Verfahren erfasst den Sprachentwicklungsstand in den Bereichen Phonetik, Phonologie, Lexikon, Semantik, Syntax und Morphologie, wobei produktive und rezeptive Kompetenzen erfasst werden (Kauschke & Siegmüller, 2010, S. 12). Mit insgesamt 23 altersspezifischen Untertests ermöglicht die PDSS die Erstellung eines differenzierten Sprachprofils.

PDSS: Mit 23 altersspezifischen Untertests wird ein differenziertes Sprachprofil erstellt

Durchführung, Auswertung und Interpretation. Die Durchführung erfolgt im Einzelsetting. Für die Durchführung werden ein bis drei Sitzungen benötigt (Kauschke & Siegmüller, 2010, S. 13 ff.). In Abhängigkeit vom Alter des Kindes werden unterschiedliche Zusammenstellungen von Untertests genutzt. Nur die Kinder zwischen 4;0 und 4;11 Jahren bearbeiten alle 23 Untertests. Einen Überblick über die Untertests der PDSS gibt Tabelle 4. Die PDSS versteht sich als Instrument zur Prozessdiagnostik, was den Autoren zur Folge bedeutet, dass im Laufe der Therapie weitere Diagnostikanteile zur Ableitung der nächsten Therapieziele hinzukommen können und auch die Wiederholung bereits durchgeführter Tests (z. B. zur Nachkontrolle) erfolgen kann (Kauschke & Siegmüller, 2010, S. 13). Die PDSS zeichnet sich

PDSS: Altersabhängige Subtestzusammenstellung

durch eine Kombination quantitativer und qualitativer Vorgehensweisen aus. Für 16 Untertests besteht die Möglichkeit einer quantitativen Auswertung anhand von Normwerten. Hierfür werden die korrekten Antworten aufsummiert und den so entstehenden Rohwerte Prozenträngen und T-Werten zugeordnet. Hierfür stehen je nach Untertest Vergleichswerte in Halbjahres- oder Jahresstufen zur Verfügung. Ab einem T-Wert ≤ 35 besteht eine Therapiebedürftigkeit (Kauschke & Siegmüller, 2010, S. 66). Die PDSS bietet auch die Möglichkeit einer computergestützten Auswertung. Ergänzend kann eine qualitative Auswertung im Sinne von Fehleranalysen stattfinden. Die übrigen sieben Untertests werden rein qualitativ ausgewertet (vgl. Tabelle 4).

Tabelle 4: Überblick über die Untertests der PDSS (nach Kauschke & Siegmüller, 2010, S. 12 ff.)

Bereich	Untertests		Altersbereich (Jahre)	Qualitativ oder Quantitativ
Phonologie				
Phonologie (segmental)	1.	Lautbefund	2;0–6;11	Qualitativ
	2.	Phonemdifferenzierung	2;0–6;11	Quantitativ
Phonologie (suprasegmental)	3.	Wortbetonung und Silbenstrukturen	2;0–6;11	Qualitativ
Phonetische Aspekte	4.	Mundmotorik	2;0–6;11	Qualitativ
Lexikon/Semantik				
Wortproduktion (WP)	5.	WP Nomen	2;0–6;11	Quantitativ
	6.	WP Verben	4;0–6;11	Quantitativ
	7.	WP Adjektive	2;0–4;5	Quantitativ
	8.	WP Farbadjektive	2;0–4;11	Quantitativ
	9.	WP Präpositionen	4;0–6;11	Qualitativ
Semantische Organisation	10.	Begriffsklassifikation und Oberbegriffe	2;0–6;11	Quantitativ
Wortverständnis (WV)	11.	WV Nomen	2;0–3;11	Quantitativ
	12.	WV Verben	2;0–6;11	Quantitativ
	13.	WV Adjektive	2;0–4;11	Quantitativ
	14.	WV Farbadjektive	2;0–4;11	Quantitativ
	15.	WV Präpositionen	2;0–4;11	Quantitativ

Tabelle 4: Fortsetzung

Bereich	Untertests		Altersbereich (Jahre)	Qualitativ oder Quantitativ
		Grammatik		
Syntax/Satzstruktur	16.	Verständnis syntaktischer Strukturen	2;0–6;11	Qualitativ
	17.	Verständnis von W-Fragen	2;0–6;11	Quantitativ
	18.	Satzproduktion zu Situationsbildern	2;0–6;11	Qualitativ
	19.	Bildgeschichte	4;0–6;11	Qualitativ
Syntax und Morphologie der Nominalphrase	20.	Produktion des obligatorischen Artikels vor Unika	3;0–5;11	Quantitativ
	21.	Produktion von Kasusmarkierungen – Akkusativ	4;0–6;11	Quantitativ
	22.	Produktion von Kasusmarkierungen – Dativ	4;0–6;11	Quantitativ
	23.	Produktion von Pluralmarkierungen	3;0–6;11	Quantitativ

Normierung und Testgüte. Die Normierung der PDSS wurde schrittweise durchgeführt, dabei bestand die Kernstichprobe aus 450 sprachgesunden und 150 sprachauffälligen Kindern. Diese Stichprobe wurde erweitert, sodass sich für die einzelnen Untertests bei der Normierung Stichprobenumfänge zwischen 186 und 950 Kindern ergeben. Die Normierung wurde bundesweit an fünf Standorten erhoben. Durchführungs-, Auswertungs- und Interpretationsobjektivität sind für die PDSS gegeben. Das Verfahren verfügt über standardisierte Instruktionen sowie entsprechende Anleitungen zur Dokumentation, Auswertung und Interpretation.

Die Homogenitätskennwerte der quantitativen Untertests sind überwiegend akzeptabel bis gut, allerdings zeigen sich auch niedrige Werte für die interne Konsistenz nach Cronbachs Alpha (Intervalle für alle Altersgruppen: Untertest 2 Phonemdifferenzierung: .62–.71; Untertest 5 Wortproduktion Nomen: .52–.69; Untertest 13 und 14 Wortverständnis Adjektive (und Farben): .59–.67; Untertest 20 Produktion des obligatorischen Artikels vor Unika: .69–.77; Untertest 23 Produktion von Pluralmarkierungen: .67), wodurch in einigen Fällen nicht sicher gesagt werden kann, ob die Items aufgrund ihrer Heterogenität dieselbe Dimension erfassen.

Die Inhaltsvalidität kann als gegeben angesehen werden. Das Verfahren ist theoretisch fundiert und beinhaltet darüber hinaus eine ausführliche Darstellung der patholinguistischen Sichtweise auf umschriebene Entwicklungsstörungen des Sprechens und der Sprache und methodischen Umsetzung ihrer Diagnostik. Die Validität der PDSS wurde anhand von Interkorrelationen zwischen den einzelnen Subtests, zwischen den Kindern verschiedenen Alters sowie zwischen Kindern der sprachauffälligen bzw. unauffälligen Gruppe berechnet. Zudem wurde die Kriteriumsvalidität überprüft, indem die Untertests der PDSS mit ähnlichen Subtests des SETK-2 (vgl. Abschnitt 6.3.6), des TROG-D (vgl. Abschnitt 6.4.4) sowie des AWST-R (vgl. Abschnitt 6.4.1) verglichen wurden. Hierbei zeigten sich insgesamt hohe Übereinstimmungen.

PDSS: Basisverfahren für eine praxisnahe Diagnostik

Zusammenfassung und Bewertung. Die PDSS ermöglicht eine umfassende Erfassung expressiver und rezeptiver sprachlicher Fähigkeiten bei Kindern im Vorschulalter; sie ist sehr praxisnah und kann als zuverlässig eingestuft werden. Weitere Angaben zu den Gütekriterien, insbesondere der Reliabilität, wären jedoch wünschenswert. Aufgrund der Komplexität der PDSS muss für ihre Durchführung im Vergleich zu vielen anderen Verfahren auch entsprechend mehr Zeit eingeplant werden.

6.3.3 P-ITPA

P-ITPA: Erfassung von laut- und schriftsprachlichen Fähigkeiten

Kurzbeschreibung. Der Potsdam-Illinois Test für Psycholinguistische Fähigkeiten (P-ITPA; Esser & Wyschkon, 2010) dient der Erhebung laut- und schriftsprachlicher Fähigkeiten von Kindern im Alter zwischen 4;0 und 11;5 Jahren. Er besteht aus insgesamt 12 Untertests, welche die Bereiche verbale Intelligenz, Wortschatz, Grammatik, phonologische Bewusstheit, auditive (verbale) Kurzzeitgedächtnisleistungen sowie Lesen und Rechtschreibung (jeweils sinnhaft und sinnfrei) prüfen. Einen Überblick über die Untertests des P-ITPA gibt Tabelle 5.

Durchführung, Auswertung und Interpretation. Die Durchführung erfolgt im Einzelsetting. Für Kindergarten- und Grundschulkinder liegen unterschiedliche Versionen vor, da die schriftsprachlichen Fähigkeiten erst mit Eintritt in die Schule relevant werden. Die Durchführungszeit liegt für Kindergartenkinder bei etwa 20 bis 35 Minuten. Für die älteren Kinder nimmt die Bearbeitung bis zu 60 Minuten in Anspruch. Für die Auswertung des P-ITPA werden pro Untertest die erreichten Punkte zu einem Rohwert aufsummiert. Für diesen Rohwert können entsprechende T-Werte bestimmt werden. Für Schulkinder wird für die phonologische Bewusstheit ein Gesamtrohwert berechnet, der alle drei Untertests (5.1, 5.2 und 5.3; vgl. Tabelle 5) umschließt. Durch die Aufsummierung der T-Werte lassen sich darüber hinaus Gesamtwerte für die allgemeine Sprachentwicklung bzw. Schriftsprachentwicklung, die expressive Sprache, das auditive Kurzzeitgedächtnis und das Lesen bestimmen. Zur Interpretation der Ergebnisse

Tabelle 5: Überblick über die Untertests des P-ITPA (nach Esser & Wyschkon, 2010, S. 29)

	Untertest	Beispiel
UT 1	Analogien	„Im Winter ist es kalt, im Sommer ist es …“
UT 2	Wortschatz	„Ich denke an etwas, das hat Flossen.“
UT 3	Grammatik	„Das ist ein Klavier. Das sind zwei …“
UT 4	Sätze-Nachsprechen	„Vögel bellen laut.“
UT 5.1	Reimen	„Was reimt sich auf Seil? Sack, Pfeil, Bein?“
UT 5.2	Vokale-Ersetzen	„Mach aus dem u in Huf ein o!“
UT 5.3	Konsonanten-Auslassen	„Sag mal Sieb ohne b!“
UT 6	Reimfolgen	„Baum-Raum-Traum“
UT 7	Lesen sinnvoll	„graben“
UT 7	Lesen sinnfrei	„burkeln“
UT 8	Rechtschreibung sinnvoll	„malen“
UT 9	Rechtschreibung sinnfrei	„Amezil“

liegen detaillierte Empfehlungen vor. So ist bei einem T-Wert ≤ 24 von einer stark ausgeprägten Leistungsstörung auszugehen. Ein T-Wert zwischen 25 und 29 wird als ausgeprägte Leistungsstörung, ein T-Wert zwischen 30 und 35 als deutliche Auffälligkeit interpretiert (Esser & Wyschkon, 2010, S. 138).

P-ITPA: Differenzierte, repräsentative Normen

Normierung und Testgüte. Die Normierung des P-ITPA basiert auf den Ergebnissen von $N = 3.349$ Kindern (1.702 Mädchen, 1.647 Jungen) aus dem Raum Potsdam, wobei städtische und ländliche Regionen einbezogen wurden. Es liegen Normen in Halbjahresstufen vor. Eine Ausnahme bilden die älteren Kinder von 10;6 bis 11;5 Jahren, die in einer Altersgruppe zusammengefasst wurden. Durchführungs-, Auswertungs- und Interpretationsobjektivität können aufgrund der genauen Beschreibung zur Anwendung der Untertests, den standardisierten Instruktionen und Bewertungsregeln sowie den entsprechenden Normen als gegeben betrachtet werden. Die Reliabilität wurde anhand der internen Konsistenz (Cronbachs Alpha) bestimmt. Dabei zeigen sich über die verschiedenen Untertests hinweg mehrheitlich ausreichende bis sehr gute Kennwerte (Intervalle von α für alle Altersgruppen und die Schulgruppe: UT 1–6 Gesamtgruppe: .82–.96, UT 7 Schulgruppe: .80–.94, UT 8 Schulgruppe: .81–.83, UT 9 Schulgruppe:.61). Im Manual findet sich zudem eine ausführliche Beschreibung des theoretischen Konzepts, auf dem das Verfahren basiert. Zur Bestimmung der Validität des Verfahrens liegen umfangreiche Analysen vor. Diese beziehen sich u. a. auf

Korrelationen mit Erzieher- bzw. Lehrerurteilen, anderen Testverfahren, die ähnliche Fähigkeiten erfassen sowie die Analyse von alters-, geschlechts- und klassenstufenspezifischen Unterschieden. Darüber hinaus wurden faktorenanalytische Berechnungen durchgeführt, die die inhaltliche Struktur des Tests stützen.

Zusammenfassung. Mit dem P-ITPA liegt ein umfassendes Verfahren zur Überprüfung der laut- und schriftsprachlichen Fähigkeiten für das Kindergartenalter und bis zum Ende der fünften Klasse vor. Der Test wurde empirisch überprüft und erfüllt die gängigen psychometrischen Gütekriterien weitgehend. Durch Einstiegs- und Abbruchkriterien ist der Test ökonomisch und ermöglicht eine zügige Durchführung.

6.3.4 SET 3-5

Kurzbeschreibung. Der Sprachstandserhebungstest für Kinder im Alter zwischen 3 und 5 Jahren (SET 3-5; Petermann, 2016) kann bei Kindern im Alter zwischen 3;0 und 5;11 Jahren eingesetzt werden. Insgesamt liegen 12 Untertests und eine Eltern-Checkliste vor, in denen die Bereiche Phonetik/Phonologie, Wortschatz, Semantische Relationen, Grammatik/Morphologie und Pragmatik überprüft werden (vgl. Tabelle 6). Dabei werden expressive und rezeptive Fähigkeiten in den jeweiligen Sprachbereichen erfasst. Zudem werden die Auditive Merkfähigkeit, die Verarbeitungsgeschwindigkeit und die Fähigkeiten im Bereich Emotionserkennung und Empathievermögen erhoben. Aufgaben und Materialien sind speziell für das Vorschulalter konzipiert und ermöglichen eine an den Entwicklungsstand angepasste Diagnostik. Hierbei werden Bildkarten, Spielfiguren, Geschichten und eine CD genutzt.

SET 3-5: 12 Untertests und Eltern-Checkliste

Tabelle 6: Aufbau des SET 3-5 (nach Petermann, 2016, S. 19f.)

Untertest (UT)	Bereich	Aufgabenstellung
UT 1: Bildersuche (BS)	Wortschatz	Bestimmte Tiere oder Objekte sollen auf Bildkarten gezeigt werden.
UT 2: Bildbenennung (BB)	Phonetik, Phonologie, Wortschatz	Der produktive Wortschatz wird über die Benennung von Bildern erhoben. Gleichzeitig kann die Aussprache des Kindes in diesem UT überprüft werden.
UT 3: Kategorienerkennung (KE)	Semantische Relationen	Abbildungen, die zu einem übergeordneten Konzept gehören, sollen erkannt werden.
UT 4: Kategorienbildung (KB)		Abbildungen werden betrachtet und das übergeordnete Konzept soll erkannt und verbalisiert werden.

Tabelle 6: Fortsetzung

Untertest (UT)	Bereich	Aufgabenstellung
UT 5: Sternsuche (SS)	Verarbeitungs-geschwindigkeit	Es werden strukturiert angeordnete Symbolreihen vorgelegt. Ein Zielbild soll in einer vorgegebenen Zeit so oft wie möglich durchgestrichen werden.
UT 6: Lautdifferenzierung (LD)	Phonologie	Zwischen Bildern mit ähnlicher Lautstruktur soll korrekt differenziert werden.
UT 7: Satzerkennung (SE)	Grammatik/ Morphologie	Dem Kind werden Karten gezeigt, auf denen verschiedene Bilder zu sehen sind. Das Kind hat die Aufgabe, das Zielbild zu zeigen.
UT 8: Pluralbildung (PB)		Überprüfung des morphologischen Regelwissens.
UT 9: Handlungs-sequenzen spielen (HS)		Erfassung des rezeptiven Satzverständnisses, speziell des Verständnisses grammatikalischer Strukturformen und semantischer Relationen.
UT 10: Handlungs-sequenzen kommentieren (HK)		Erfassung der Genus-/Kasus-markierungen.
UT 11: Kunstwörter nachsprechen (KN)	Auditive Merkfähigkeit	Erhebung sprachrelevanter Gedächtnisfähigkeiten.
UT 12: Emotion und Empathie (EE)	Pragmatik	Die Fähigkeit zur Emotionserkennung und die Empathiefähigkeit werden anhand von Geschichten erfasst.
Eltern-Checkliste		Elternurteil über die pragmatischen Kompetenzen des Kindes u. a. in Bezug auf Kommunikationsverhalten und Erzählfähigkeit.

Durchführung, Auswertung und Interpretation. Die Durchführung des SET 3-5 ist abhängig vom Alter der Kinder (Petermann, 2016, S. 20). Dreijährige (3;0–3;11 Jahre) bearbeiten vier Untertests (1: Bildersuche, 2: Bildbenennung, 6: Lautdifferenzierung und 9: Handlungssequenzen spielen) und Vier- und Fünfjährige (4;0–5;11 Jahre) alle 12 Untertests, die um die Einschätzung der Eltern im Bereich der pragmatischen Kompetenzen mittels eines kurzen Elternfragebogens ergänzt werden. Die Durchführung erfolgt im Einzelsetting und dauert etwa 15 bis 20 Minuten (für die Dreijährigen) bzw. 30 bis 45 Minuten (für die Vier- und Fünfjährigen). Es liegen Normwerte für insgesamt sechs Altersgruppen in Halbjahresschritten vor. Das Interpretationsschema ist Tabelle 7 zu entnehmen.

SET 3-5: Interpretationsschema

Tabelle 7: Interpretationsschema für den SET 3-5 (Petermann, 2016, S. 31)

Prozentrang (PR)	Interpretation
PR ≥ 26	unauffälliges Ergebnis
PR 16–25	Ergebnis im Risikobereich
PR 11–15	auffälliges Ergebnis
PR 6–10	deutlich auffälliges Ergebnis
PR ≤ 5	stark auffälliges Ergebnis

Normierung und Testgüte. Der SET 3-5 basiert auf dem Modell der Komponenten der Sprache nach Barrett (1999), wodurch eine sprachtheoretische Fundierung gegeben ist. Durch spezifische Instruktionen, standardisierte Testmaterialien, genaue Beschreibung der einzelnen Auswertungsschritte und Vorgaben zur Interpretation der Leistungen eines Kindes im SET 3-5 wird die Objektivität des Verfahrens gewährleistet. Der SET 3-5 verfügt über aktuelle Normen (Erhebungszeitraum: September 2014 bis März 2015), die auf den Ergebnissen von insgesamt N= 1.095 Kindern (551 Mädchen, 544 Jungen) aus sieben Bundesländern beruhen.

SET 3-5: Aktuelle und differenzierte Normen

Die interne Konsistenz nach Cronbachs Alpha (bezogen auf die Konstruktionsstichprobe) liegt im zufriedenstellenden bis sehr guten Bereich (von .70 bis .93). Erste Analysen zur Retest-Reliabilität (N=50) weisen auf eine für die Altersgruppe angemessene Stabilität der Ergebnisse sowohl für die einzelnen sprachlichen Untertests als auch für das AusspracheScreening hin (r=.26 bis .85); problematisch erscheinen die Kennwerte für den Subtest Sternsuche (.26) und Kunstwörter nachsprechen (.35). Für die Einschätzung der Kriteriumsvalidität wurden mit einem Teil der Kinder im Rahmen der Normierung neben dem SET 3-5 ein oder mehrere zusätzliche Verfahren durchgeführt (u. a. PDSS, TROG-D) und die korrelativen Zusammenhänge der Ergebnisse bestimmt. Für die Mehrheit der Untertests des SET 3-5 zeigen sich Korrelationen im mittleren bis hohen Bereich (r=.36 bis .72), wobei für die Untertests Kunstwörter nachsprechen (r=.18, p=.50) und Kategorienerkennung (r=.33, p=.05) keine signifikanten Ergebnisse nachgewiesen werden konnten. Erste Analysen zur klinischen Validität (N=116) sprechen dafür, dass mit dem SET 3-5 zwischen Kindern mit Sprachauffälligkeiten in den Bereichen Aussprache und/oder Grammatik und unbeeinträchtigten Kindern differenziert werden kann (Petermann, 2016, S. 38).

SET 3-5: Erste Belege zur klinischen Validität

Zusammenfassung und Bewertung. Mit dem SET 3-5 liegt ein neuer, umfassender allgemeiner Sprachtest für Kinder zwischen drei und fünf Jahren vor, der eine differenzierte Überprüfung der Stärken und Schwächen auf verschiedenen Sprachebenen gestattet, wobei expressive und rezeptive Fähigkeiten differenziert erfasst werden können. Zudem besteht die Möglichkeit, im Rahmen der Diagnosestellung alle für die Sprachdiagnostik relevanten Sprachebenen mit dem SET 3-5 einzuschätzen; darüber hinaus kann man den Verlauf einer Sprachtherapie dokumentieren. Erste Analysen sprechen für die Aussagekraft und Differenzierungsfähigkeit des Verfahrens. Validierungsstudien an größeren Stichproben sind wünschenswert.

6.3.5 SET 5-10

SET 5-10: Differenzierte Sprachstandstestung im Vorschul- und Grundschulalter

Kurzbeschreibung. Der Sprachstandserhebungstest für Kinder im Alter zwischen 5 und 10 Jahren (SET 5-10; Petermann, 2012) ermöglicht eine an den Entwicklungsstand angepasste, differenzierte Abbildung des Sprachstands bei Kindern zwischen 5;0 und 10;11 Jahren. Das Verfahren richtet sich an Kinder mit Sprachentwicklungsstörungen sowie an Kinder mit Lernbehinderungen oder Aphasien. Zudem kann der Sprachstand im Deutschen auch bei Kindern mit Migrationshintergrund erfasst werden. Überprüft werden die Kompetenzen in den Sprachbereichen Wortschatz, Semantische Relationen (siehe Abbildung 2), Sprachverständnis, Sprachproduktion und Grammatik/Morphologie. Darüber hinaus werden die Basiskompetenzen Verarbeitungsgeschwindigkeit und, bei den Fünf- und Sechsjährigen, die Auditive

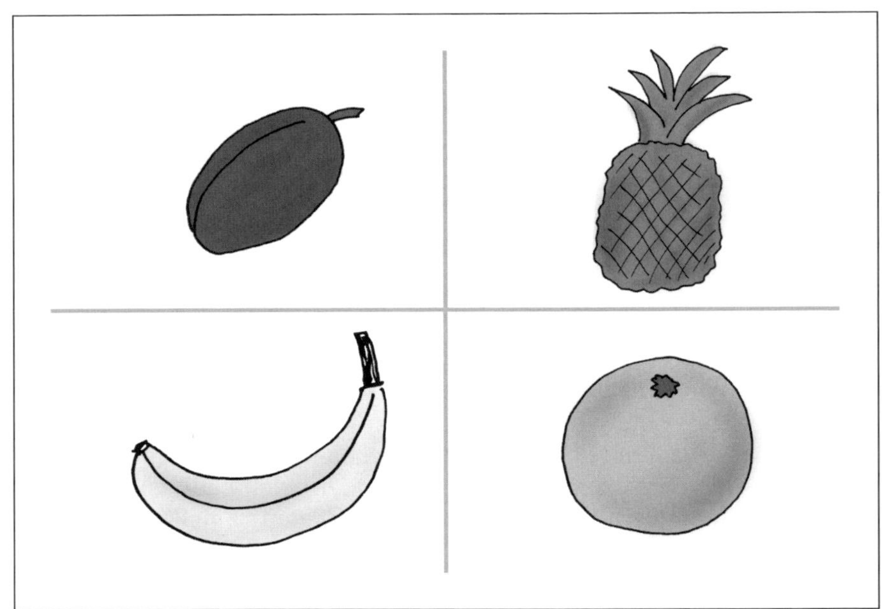

Abbildung 2: Übungsaufgabe aus dem Untertest „Kategorienbildung" des SET 5-10 (Aufgabenstellung: „Kannst du ein gemeinsames Wort für diese Dinge finden?")

Merkfähigkeit erfasst, welche als bedeutsame Vorläuferfertigkeiten für einen erfolgreichen Spracherwerb gelten. Eine Einschätzung der Kompetenzen auf phonetisch-phonologischer Ebene ist mit dem SET 5-10 hingegen nicht möglich. Einen Überblick über die überprüften Bereiche und die zugeordneten Untertests des SET 5-10 gibt Tabelle 8.

Tabelle 8: Aufbau des SET 5-10 (nach Petermann, 2012, S. 17 ff.)

Bereich	Untertest		Ziele
Wortschatz	1.	Bildbenennung	Ermittlung des aktiven Wortschatzes über Bildbenennung
Semantische Relationen	2.	Kategorienbildung	Überprüfung der Entwicklung des konzeptuellen Wissens über die Fähigkeit zur Bildung von Oberkategorien
Verarbeitungsgeschwindigkeit	3.	Sternsuche	Überprüfung der Fähigkeit den Aufmerksamkeitsfokus sowohl räumlich als auch zeitlich verschieben zu können
Sprachverständnis	4.	Handlungssequenzen	Überprüfung des Sprachverständnisses auf Satzebene (v. a. grammatikalische Strukturformen und semantische Relationen)
	5.	Fragen zum Text	Überprüfung des Sprachverständnisses auf Textebene
Sprachproduktion	6.	Bildergeschichte	Erhebung der spontanen Sprachäußerungen auf Lautbildungs- und Grammatikebene
	7.	Satzbildung	Überprüfung der Bereiche Lexikon, Morphologie und Syntax anhand der Bildung semantisch und grammatikalisch korrekter Sätze
Morphologie	8.	Singular-Plural-Bildung	Überprüfung des morphologischen Regelwissens anhand der Pluralbildung von Regel- und Kunstwörtern
	9.	Erkennen inkorrekter Sätze	Erfassung des impliziten Sprachwissens
		Korrektur inkorrekter Sätze	Erfassung des expliziten Sprachwissens und metasprachlicher Kompetenzen
Auditive Merkfähigkeit	10.	Kunstwörter nachsprechen	Überprüfung der Kapazität des phonologischen Arbeitsgedächtnisses

Durchführung, Auswertung und Interpretation. Die Durchführung erfolgt im Einzelsetting und dauert etwa 45 Minuten. Für die Auswertung werden die erreichten Punkte für jeden Untertest addiert und entsprechenden Prozenträngen und T-Werten zugeordnet. Hierfür liegen Vergleichswerte für sieben Altersgruppen vor. Für Fünfjährige liegen Normen in Halbjahres- und für Kinder ab sechs Jahren in Jahresschritten vor. Ein Ergebnis von einem Prozentrang ≤ 10 wird als auffälliger Befund bewertet. Hier sollte eine entsprechende Sprachförderung bzw. Sprachtherapie eingeleitet werden. Ein Prozentrang zwischen 11 und 24 wird als Ergebnis im Risikobereich gewertet. Das Kind sollte in diesem Sprachbereich gezielt beobachtet und nach einiger Zeit erneut überprüft werden. Erzielt ein Kind einen Prozentrang über 24, liegt ein unauffälliges Ergebnis vor.

SET 5-10: Hinweise zur Sprachförderung

Normierung und Testgüte. Die Auswahl der Testitems erfolgte auf Basis einer Konstruktionsstichprobe von $N = 275$ Kindern aus verschiedenen Bundesländern (Nord- u. Süddeutschland). Die Daten wurden in Kindergärten, Grundschulen und Kinderarztpraxen erhoben (Metz, Fröhlich & Petermann, 2009; Petermann, 2012, S. 14). Die Analyse ergab Trennschärfen im mittleren bis hohen Bereich und eine bewusst gewählte breite Streuung der Itemschwierigkeiten.

Der SET 5-10 verfügt über aktuelle Normen ($N = 1.052$; Erhebungszeitraum Mai bis September 2009) für insgesamt sieben Altersgruppen (Petermann, 2012, S. 45). Die Objektivität des Verfahrens kann für Durchführung, Auswertung und Interpretation als gesichert angesehen werden. Die sprachtheoretische Fundierung des Verfahrens ist durch den Bezug auf das Modell der Komponenten der Sprache nach Barrett (1999) gegeben. Die Analysen zur Reliabilität sprechen für eine mäßige bis sehr gute interne Konsistenz (UT Fragen zum Text $\alpha = .61$ bis UT Bildbenennung bzw. UT Satzbildung $\alpha = .91$) der einzelnen Untertests des SET 5-10 (Petermann, 2012, S. 48).

SET 5-10: Belege zur Aussagekraft

Zur Validität des Verfahren liegen aktuelle Studien zur Kriteriumsvalidität vor (Metz, Rißling, Karpinski & Petermann, 2011; Rißling & Petermann, 2013). Dabei wurden korrelative Zusammenhänge zwischen den Ergebnissen im SET 5-10 sowie anderen Testverfahren berechnet, die vergleichbare Bereiche überprüfen. Hierzu gehörten unter anderem der AWST-R (Kiese-Himmel, 2005, vgl. Abschnitt 6.4.1), der WWT (Glück, 2011, vgl. Abschnitt 6.4.6) sowie der TROG-D (Fox, 2013, vgl. Abschnitt 6.4.4). Die Analysen ergaben über alle Altersgruppen und Untertests hinweg vorwiegend Korrelationen im mittleren bis hohen Bereich (Range von $r = .22$ bis $r = .88$). Zur Differenzierungsfähigkeit des Verfahrens konnte eine erste Analyse von Metz, Belhadj Kouider, Karpinski und Petermann (2011) belegen, dass Kinder mit grammatikalischen Auffälligkeiten im Elternurteil signifikant niedrigere Ergebnisse in den Bereichen Sprachverständnis, Sprachproduktion sowie Grammatik/Morphologie aufweisen als Kinder ohne diese Einschränkungen. Darüber hinaus ergab die Studie von Rißling, Waldmann und Petermann (2013) zur Sensitivität und Spezifität des Verfahrens je nach Untertest eine Sensitivität zwischen 0,66 bis 0,96 und eine Spezifität zwischen 0,84 bis 0,96. Positive Entscheidungen mit dem SET 5-10 sind mit Wahrscheinlichkeiten zwischen 85 und 96 % korrekt (prädiktive Werte). Darüber hinaus konnte die Studie von Rißling, Melzer und Petermann (2015) zeigen, dass zwischen verschiedenen Sprachentwicklungsstörungen auf Basis der Ergebnisse im SET 5-10 differenziert werden kann.

SET 5-10: Studien zur klinischen Validität

Zusammenfassung. Mit dem SET 5-10 liegt ein umfassender allgemeiner Sprachtest vor, der eine Überprüfung verschiedener Sprachebenen bei Kindern zwischen 5 und 10 Jahren ermöglicht. Eine Einschätzung auf phonetisch-phonologischer Ebene oder der pragmatischen Kompetenzen ist jedoch leider nicht möglich. Mit dem SET 5-10 gelingt jedoch eine differenzierte Erfassung verschiedener Sprachebenen, wie Wortschatz und Grammatik sowie des Sprachverständnisses und der Sprachproduktion. So bietet das Verfahren einen umfassenden Eindruck vom Sprachprofil des Kindes. Über die Diagnostik hinaus lassen sich so wichtige Informationen für die Therapie- oder Förderplanung aus den Befunden des SET 5-10 ableiten (siehe hierzu Motsch & Marks, 2015; vgl. auch Petermann & Rißling, 2013).

6.3.6 SETK-2

Kurzbeschreibung. Der Sprachentwicklungstest für zweijährige Kinder (2;0–2;11 Jahre) (SETK-2; Grimm, 2016) dient der Erfassung expressiver und rezeptiver Sprachverarbeitungsfähigkeiten. Er besteht aus insgesamt vier Untertests, die das Verstehen und Produzieren von Wörtern und Sätzen erfassen. Er findet unter anderem im Forschungskontext, aber auch in der logopädischen, frühpädagogischen oder kinderpsychologischen Praxis Anwendung. Der SETK-2 wird zur Früherkennung von Risikokindern eingesetzt und kann, in verkürzter Form, als Screeninginstrument eingesetzt werden (Grimm, 2016, S. 39 ff.). Seit kurzem liegt der im Jahr 2000 in der 1. Auflage erschienene SETK-2 in überarbeiteter und neu normierter Fassung vor.

SETK-2: Erfassung expressiver und rezeptiver Sprachverarbeitungsfähigkeiten

Durchführung, Auswertung und Interpretation. Die Durchführung dauert zwischen 25 und 30 Minuten (verkürzte Form: 15 bis 20 Minuten) und erfolgt im Einzelsetting. In den Untertests 1 bis 3 (Verstehen I: Wörter, Verstehen II: Sätze, Produktion I: Wörter) wird für jede korrekt gelöste Aufgabe ein Punkt vergeben. Für die einzelnen Untertests werden die Punkte addiert und so die Rohwerte gebildet. Der vierte Untertest (Produktion II: Sätze) basiert auf einem freien Antwortformat. Dem Kind werden Bilder vorgelegt und es soll beschreiben, was auf dem Bild zu sehen ist. Die Äußerung des Kindes wird dann entlang eines vorgegebenen Auswertungsschemas mit 2, 1 oder 0 Punkten bewertet. Wird der Zielsatz semantisch und syntaktisch korrekt produziert, werden zwei Punkte vergeben. Wird der Zielsatz nicht spontan korrekt geäußert, wird gezielt nach den geforderten Satzbestandteilen (Subjekt, Prädikat, Objekt und Präposition) gefragt. Im Manual liegen Beschreibungen sowie Durchführungs- und Auswertungsbeispiele vor, die die Punktabstufungen erläutern. Es besteht die Möglichkeit, einen Index „Durchschnittliche Anzahl der Wörter pro Antwort" (DAWA) zu bilden, welcher auf Basis aller Wörter, die das Kind zu den 16 dargestellten Szenen Antwortmöglichkeiten produziert hat, berechnet werden kann. Der DAWA-Index korreliert hoch ($r = .91$) mit der ausführlichen Bewertung der Sätze nach Struktureinheiten und dient der vereinfachten Auswertung. Die in den vier Untertests erzielten Rohwerte können mit den vorhandenen Normtabellen in T-Werte und Prozentränge umgewandelt werden.

Normierung und Testgüte. Die Normierung des SETK-2 basiert auf den Ergebnissen von $N = 374$ Kindern (183 Mädchen und 191 Jungen) im Alter zwischen 2;0 und 2;11 Jahren. Es liegen Normen für zwei Altersgruppen vor (2;0 bis 2;5 Jahre sowie 2;6 bis 2;11 Jahre). Die Neunormierung erfolgte in verschiedenen Bundesländern. Weiterführende Informationen zur Normierungsstichprobe (wie z. B. regionale Verteilung und mütterlicher Bildungsabschluss) sind im Manual enthalten.

SETK-2: Stark schwankende Reliabilitäten

Durchführungs- und Auswertungsobjektivität des SETK-2 können aufgrund der standardisierten Instruktionen und entsprechenden präzisen Informationen zur Durchführung im Manual als gegeben betrachtet werden. Zur Interpretationsobjektivität wird auf die vorhandenen Normtabellen mit den entsprechenden Prozenträngen und T-Werten verwiesen. Interpretations- bzw. Kodierbeispiele ergänzen die Normtabellen. Die Bestimmung der Reliabilität erfolgte über die Analyse der internen Konsistenzen nach Cronbachs Alpha. Für die Untertests, die expressive sprachliche Fähigkeiten erfassen, liegt Cronbachs Alpha in den Altersgruppen zwischen .83 und .94 und somit im hohen Bereich. Für die rezeptiven Untertests schwanken die Werte mit .43 bis .61 zwischen einem zu niedrigen und einem mäßigen Niveau. Zur Validität des Verfahrens finden sich im Manual u. a. Korrelationen zwischen einzelnen Untertests sowie Korrelationen der Untertests mit dem Alter der Kinder; zudem werden Analysen hinsichtlich Leistungsunterschieden zwischen verschiedenen Gruppen (u. a. in Bezug auf Geschlecht, Geschwisterreihenfolge und Bildungsstand der Mutter) berichtet.

Zusammenfassung und Bewertung. Der SETK-2 ist übersichtlich und ansprechend gestaltet. Im Zuge der Überarbeitung und Neunormierung wurde das Manual um konkrete Hilfestellungen erweitert und die Bewertungskriterien wurden überarbeitet bzw. neu strukturiert, was die Anwenderfreundlichkeit deutlich erhöht. Die auch in der neuen Auflage weiterhin niedrigen Reliabilitäten der Untertests zur Erfassung der rezeptiven Sprachleistungen sind jedoch kritisch zu werten.

6.3.7 SETK 3-5

SETK 3-5: Sprachverständnis, Sprachproduktion, Sprachgedächtnis

Kurzbeschreibung. Der Sprachentwicklungstest für drei- bis fünfjährige Kinder (3;0–5;11 Jahre) (Grimm, 2015) ermöglicht eine Einschätzung der Fähigkeiten eines Kindes in den Bereichen Sprachverständnis, Sprachproduktion und Sprachgedächtnis und liegt aktuell in der dritten Auflage vor. Der SETK 3-5 wurde in Anlehnung an den SETK-2 (vgl. Abschnitt 6.3.6) entwickelt und erweitert diesen für den Einsatz bei Kindern im Vorschulalter. Er findet sowohl im Rahmen der Diagnostik von umschriebenen Entwicklungsstörungen des Sprechens und der Sprache als auch in der sprachtherapeutischen Einzelfalldiagnostik zur Ableitung von spezifischen Therapiebausteinen und bei der Verlaufsevaluation von Sprachtherapien Anwendung. Darüber hinaus wird der SETK 3-5 in Baden-Württemberg im Zuge der Einschulungsuntersuchung zur Erfassung des allgemeinen Sprachstands eingesetzt. Zudem werden im Manual die Einsatzmöglichkeiten bei Kindern mit geistiger Behinderung und Kindern mit Deutsch als Zweitsprache thematisiert. Das Verfahren ist für den Altersbereich 3;0 bis 5;11 Jahre konzipiert und je nach Altersgruppe in unterschiedlichen Versionen durchführbar. Für einen Überblick siehe Tabelle 9.

Tabelle 9: Aufbau des SETK 3-5 (Grimm, 2015)

Bereich	Untertest	Alter (in Jahren)	Beschreibung
Sprachverstehen	Verstehen von Sätzen (VS)	3–5	Überprüfung des Satzverständnisses mithilfe von Bildkarten und Objekten (z. B. „Zeig mir den größten roten Knopf.“)
Sprachproduktion	Enkodierung semantischer Relationen (ESR)	3	Erfassung der produktiven lexikalisch-grammatikalischen Kompetenz anhand von Bildszenen
	Morphologische Regelbildung (MR)	3–5	Einschätzung der Fähigkeit zur Pluralmarkierung anhand von Bildkarten (z. B. Buch-Bücher, Tulo-Tulos)
Sprachgedächtnis	Phonologisches Arbeitsgedächtnis für Nichtwörter (PGN)	3–5	Nachsprechen von mehrsilbigen Kunstwörtern (z. B. „Maluk“)
	Gedächtnisspanne für Wortfolgen (GW)	4–5	Speichern und Abrufen von unterschiedlich langen Wortreihenfolgen (z. B. „Schuh-Bett“)
	Satzgedächtnis (SG)	4–5	Reproduktion von Sätzen unterschiedlicher Komplexität

Durchführung, Auswertung und Interpretation. Die Durchführungsdauer des SETK 3-5 beträgt 15 bis 25 Minuten und erfolgt im Einzelsetting. Es bestehen keine expliziten Abbruchkriterien: Die Untertests sind bis auf den Untertest GW vollständig durchzuführen, es sei denn das Kind versteht die Aufgabenstellung nicht oder antwortet überhaupt nicht mehr. Für die Durchführung liegen standardisierte Instruktionen vor, die unter der Überschrift „Tipps und Fallstricke" durch Hinweise zur Untersuchungssituation ergänzt werden (Grimm, 2015, S. 32 ff.).

Für die Auswertung der einzelnen Untertests finden sich genaue Angaben im Manual. Durch Addition der einzelnen Punktwerte lassen sich die Rohwertsummen für jeden Untertest bestimmen, denen unter Verwendung der Normtabellen jeweils ein entsprechender Prozentrang und T-Wert zugeordnet werden kann. Darüber hinaus werden zur Relativierung der Ergebnisse auch Vertrauensintervalle und die kritischen Differenzen angegeben. Durch den Vergleich der Testwerte des Kindes mit den entsprechenden Normwerten für seine Altersklasse lässt sich die Leistung des Kindes einordnen, wobei T-Werte <40 für ein auffälliges Ergebnis stehen. Im Manual finden sich hierzu detaillierte Informationen zur Auswertung und Interpretation der Ergebnisse einzelner Untertests und zur Beurteilung der Förderbedürftigkeit anhand eines Entscheidungsbaumes. Diese Entscheidungsbäume stehen sowohl für einsprachig aufwachsende Kinder als auch für Kinder mit Deutsch als Zweitsprache zur Verfügung. Zudem wird die Auswertung anhand von Demonstrationsprotokollbögen, Fall- bzw. Kodierbeispielen und einem Kapitel mit anwendungsbezogenen Fragen verdeutlicht (Grimm, 2015).

SETK 3-5: Diagnostische Entscheidungsbäume zur Handlungsplanung

Normierung und Testgüte. Die Normstichprobe bestand aus 934 Kindern im Alter zwischen 3;0 bis 5;11 Jahren, die bundesweit in den Jahren 2012 bis 2014 erhoben wurden. Dabei werden für die Stichprobe u. a. Informationen zur Verteilung des elterlichen Bildungsniveaus, den Erhebungsstandorten, der Sprachbiografie des Kindes, familiären Risikofaktoren und bereits erhaltener sprachtherapeutischer Förderung gegeben. Insgesamt liegen für fünf Altersgruppen separate Normen vor. Die Itemkennwerte wurden im Zuge der aktuellen Normierung neu berechnet. Es zeigt sich, dass die mittlere Trennschärfe in einigen Fällen etwas gestiegen ist, die Werte aber insgesamt (erwartungsgemäß) mit denen der Erstnormierung vergleichbar sind.

Durchführungs- und Auswertungsobjektivität sind durch genaue Instruktionen und Durchführungshinweise gegeben. Zudem wurde für den Untertest ESR die Interraterreliabilität bestimmt. Es zeigte sich eine Übereinstimmung von 98,2 %, die belegt, dass die Auswertungsobjektivität, auch für den eher anspruchsvoll auszuwertenden Untertest, gegeben ist. Die Interpretationsobjektivität ist durch die altersspezifischen Normen sichergestellt. Die Reliabilität wird anhand der internen Konsistenzen nach Cronbachs Alpha belegt, die für die einzelnen Altersgruppen für jeden Untertests bestimmt wurden. Diese liegen (mit Ausnahme des Untertests VS in den Altersgruppen 4;6–4;11 und 5;0–5;11 Jahre) im zufriedenstellenden bis guten Bereich.

Die Konstruktvalidität wurde mittels Korrelationen zwischen den Untertests bestimmt. Es stehen auch umfangreiche Untersuchungen zur Kriteriums- und prognostischen Validität zur Verfügung. Als Kriterien wurden u. a. das Geschlecht, die Stellung in der Geschwisterreihe und der mütterliche Bildungsstand herangezogen. Darüber hinaus wurde die klinische Validität anhand eines Vergleichs von Kindern mit umschriebenen Entwicklungsstörungen des Sprechens und der Sprache ($n = 18$) und einer Vergleichsstichprobe ($n = 18$) bestimmt (Grimm, 2015, S. 99 ff.). Bei den Angaben zur Validität handelt es sich teilweise um Ergebnisse, die aus der vorherigen Auflage übernommen wurden.

SETK 3-5: Anwenderfreundlich und ökonomisch

Zusammenfassung. Der SETK 3-5 liegt aktuell in der dritten Auflage vor und stellt ein anwenderfreundliches, ökonomisches und praxisnahes Verfahren zur Erfassung verschiedener sprachlicher Ebenen bei Kindern im Alter zwischen drei und fünf Jahren dar. Die kindgerechten Materialien und Aufgaben ermöglichen eine an diese Altersgruppe angepasste Überprüfung der sprachlichen Fähigkeiten. Eine Konzeptüberarbeitung oder Aufnahme neuer Untertests wurde im Rahmen der Neunormierung nicht vorgenommen. Die Gütekriterien können auch weiterhin als gesichert angenommen werden, weitere aussagekräftige Validierungsstudien an größeren Stichproben wären aber dennoch wünschenswert.

6.4 Spezifische Sprachtests

Gemäß der interdisziplinären S2k-Leitlinie (AWMF, 2013) sollen expressive und rezeptive Kompetenzen eines Kindes auf den verschiedenen Sprachebenen erfasst werden. In der Testdiagnostik stehen hierfür allgemeine und spezifische Sprachtests zur Verfügung. Spezifische Sprachtests ermöglichen eine differenzierte Überprüfung eines ausgewählten Sprachbereichs, wie zum Beispiel des Wortschatzes oder der Grammatik. Einen Überblick über verschiedene spezifische Sprachtests gibt Tabelle 10.

Tabelle 10: Beispiele für spezifische Sprachtests

Testname	Abkürzung	Autor & Erscheinungsjahr	Überprüfte Bereiche	Altersgruppe
Aktiver Wortschatztest für 3- bis 5-jährige Kinder – Revision –	AWST-R	Kiese-Himmel (2005)	Aktiver Wortschatz	3;0 bis 5;5 Jahre
Psycholinguistische Analyse kindlicher Aussprachestörungen – II	PLAKSS-II	Fox-Boyer et al. (2014)	Aussprachefähigkeit	2;6 bis 8;0 Jahre
Test für Phonologische Bewusstheitsfähigkeiten	TPB	Fricke & Schäfer (2008)	Phonologische Bewusstheit (expressiv und rezeptiv)	4;0 Jahre bis zum Ende der 1. Klasse
Test zur Überprüfung des Grammatikverständnisses	TROG-D	Fox (2013)	Grammatik (rezeptiv)	3;0 bis 10;11 Jahre
Test zum Satzverstehen von Kindern	TSVK	Siegmüller, Kauschke, van Minnen & Bittner (2011)	Grammatik (rezeptiv)	2;0 bis 8;11 Jahre
Wortschatz- und Wortfindungstest für 6- bis 10-Jährige	WWT 6-10	Glück (2011)	Aktiver und passiver Wortschatz	5;6 bis 10;11 Jahre

6.4.1 AWST-R

AWST-R: Klassischer Bildbenennungstest

Kurzbeschreibung. Der Aktive Wortschatztest für 3- bis 5-jährige Kinder – Revision – (AWST-R; Kiese-Himmel, 2005) stellt ein Testverfahren zur Beurteilung des expressiven Wortschatzes von Kindern zwischen drei und fünf Jahren dar. Als klassischer Bildbenennungstest (siehe Abbildung 3) wird anhand von 75 Items (51 Substantive und 24 Verben) der lexikalisch-semantische Entwicklungsstatus erhoben (Kiese-Himmel, 2005, S. 39 f.).

Durchführung, Auswertung und Interpretation. Die Durchführung erfolgt im Einzelsetting und die dafür benötigte Zeit beläuft sich auf etwa 15 bis 20 Minuten. Dem Kind werden Bildkarten in Form von Fotos vorgelegt, die es benennen soll. Der AWST-R bietet sowohl ein quantitatives als auch ein qualitatives Auswertungsschema an. Die Auswertung wird mithilfe eines Test- sowie eines Auswertungsprotokolls durchgeführt. Die quantitative Auswertung erfolgt anhand der korrekt benannten Bilder, deren Anzahl über alle Items hinweg aufsummiert wird. Dieser Rohwert kann dann mithilfe der Normtabellen einem spezifischen Prozentrang zugeordnet werden, wobei Normen in Halbjahresstufen vorliegen (Kiese-Himmel, 2005,

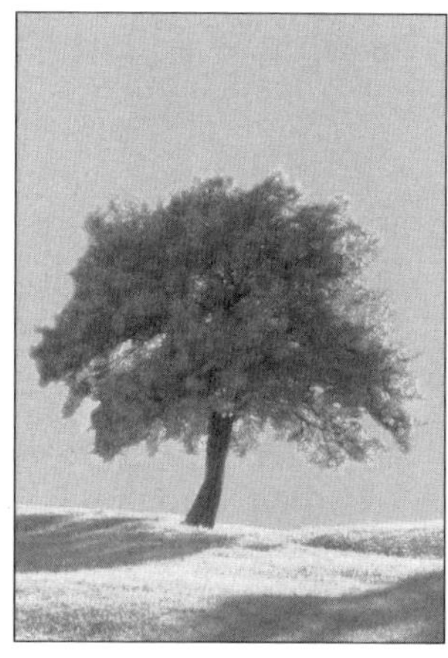

Abbildung 3: Das Eisbrecher-Item „Baum“ aus dem AWST-R (Frage: „Was ist das?“)

S. 69, S. 107 ff.). Zudem existiert eine Umrechnungstabelle, mit deren Hilfe man die Prozentränge in T-Werte umrechnen kann.

Die qualitative Auswertung erfolgt auf Basis des Antwortverhaltens des Kindes, welches entweder aus spontanen Antworten oder aus Äußerungen auf Nachfrage besteht. Es wird eine nach Substantiven und Verben getrennte Beurteilung für die Bereiche lexikalisch-semantische Relationen (Wortfelder) und morphologische Merkmale durchgeführt; zudem werden phonologische Ähnlichkeiten und Genusfehler dokumentiert (Kiese-Himmel, 2005, S. 72 ff.).

Normierung und Testgüte. Die Normierung des AWST-R basiert insgesamt auf den Ergebnissen von 551 Kindern (267 Mädchen, 284 Jungen) im Alter zwischen 3;0 und 5;5 Jahren aus zehn Bundesländern (Kiese-Himmel, 2005, S. 62 f.). Durchführungs-, Auswertungs- und Interpretationsobjektivität werden durch entsprechende präzise, standardisierte Vorgaben im Manual gewährleistet.

Zur Reliabilität liegen im Manual Analysen zur internen Konsistenz nach Cronbachs Alpha (insgesamt .88; für die einzelnen Jahrgänge zwischen .80 und .86) sowie zur Split-Half- (.86) und Retest-Reliabilität (r_{tt} = .87; erhoben an N = 19 monolingual deutschsprachigen Kindern) vor (Kiese-Himmel, 2005, S. 45 f.). Das Manual enthält weiterhin Angaben zur Inhalts-, Kriteriums- und Konstruktvalidität. Die Kriteriumsvalidität wurde über Zusammenhänge mit dem Schätzurteil einer vertrauten Erzieherin sowie über Korrelationen mit den Untertests „Sätze ergänzen“ (SE) und „Wörter ergänzen“ (WE) des Psycholinguistischen Entwicklungstests (PET; Angermaier, 1977) untersucht. Hierbei lagen die Validitätskoeffizienten mit $r=.78$ (SE) und $r=.58$ (WE) im zufriedenstellenden bis guten Bereich. Zur Analyse der Aussagekraft des AWST-R wurden u. a. Gruppenvergleiche zwischen monolingualen und bilingualen Kindern sowie zwischen sprachgesunden Kindern und Kindern mit Sprachentwicklungsstörungen durchgeführt. Auch hierzu werden im Manual überzeugende Befunde berichtet (Kiese-Himmel, 2005, S. 55 ff.).

AWST-R: Ansprechend und gut umsetzbar

Zusammenfassung und Bewertung. Mit dem AWST-R liegt ein valides und erprobtes Messinstrument zur Erhebung des expressiven Wortschatzes vor. Eine gute praktische Umsetzbarkeit wird durch ansprechende Testmaterialien sowie durch die kurze Durchführungsdauer des Verfahrens gewährleistet.

6.4.2 PLAKSS-II

PLAKSS-II: Analyse der Aussprachefähigkeit

Kurzbeschreibung. Die Psycholinguistische Analyse kindlicher Aussprachestörungen – II (PLAKSS-II; Fox-Boyer, 2014b) stellt ein Testverfahren zur quantitativen und qualitativen Bestimmung der Aussprachefähigkeit dar. Im Manual wird kein spezifischer Geltungsbereich angegeben, es wird jedoch ein Einsatz im Altersbereich von 2;6 bis 8;0 Jahren empfohlen. Die PLAKSS-II dient in der sprachtherapeutischen und logopädischen Praxis in ihrer Langform der Diagnostik von Aussprachestörungen und kann für die Therapieplanung eingesetzt werden. Zudem besteht die Möglichkeit, eine Kurzversion als Screening zur Früherkennung von Aussprachestörungen durchzuführen. Überprüft werden können zum einen Kinder mit Verdacht auf eine Aussprachestörung und zum anderen solche mit verbaler Entwicklungsdyspraxie. Die betroffenen Kinder zeigen von frühen Stadien an starke Auffälligkeiten in der Wortrealisation, wodurch sie für ihr Umfeld nur schwer zu verstehen sind. Das Verfahren wurde an einer monolingual deutschsprachigen Stichprobe normiert, kann jedoch auch bei Kindern mit simultan-bilingualem Spracherwerb Verwendung finden. Allerdings besteht die Möglichkeit, dass es aufgrund der Sprachkombination zu Abweichungen in der Aussprache kommen kann, weshalb die Ergebnisse der PLAKSS-II stets im Kontext des bilingualen Spracherwerbs interpretiert werden müssen (Fox-Boyer, 2014b, S. 14).

PLAKSS-II: Einsatz von Bildmaterialien

Durchführung, Auswertung und Interpretation. Die Durchführung erfolgt im Einzelsetting und dauert je nach Alter und Sprachentwicklungsstand des Kindes etwa 10 bis 20 Minuten für den Haupttest (96 Items). Dem Kind werden verschiedene Bildmaterialien vorgelegt, die es benennen soll. Wenn das Kind nicht von sich aus das Bild benennt, besteht die Möglichkeit, eine Abrufhilfe zu geben. Neben dem Haupttest steht ein Inkonsequenztest mit

25 Wörtern zur Verfügung, welcher der Erfassung der Wortrealisationskonsequenz dient. Bei dieser Aufgabe wird das Kind zu drei verschiedenen Zeitpunkten gebeten, ein Wort zu verbalisieren, wobei der Testleiter die Konsequenz der Wortproduktion überprüft. Falls sich die Verbalisationen deutlich voneinander unterscheiden, spricht dies für eine inkonsequente phonologische Störung (Fox-Boyer, 2014b, S. 29). Für das Screening wird auf das gleiche Testmaterial wie beim Inkonsequenztest zurückgegriffen. Die Durchführungszeit für das Screening beträgt etwa 5 bis 10 Minuten. Neben dem Protokollbogen stehen verschiedene Auswertungsbögen u. a. für physiologische phonologische Prozesse, das phonemische Inventar oder die Silbenstrukturanalyse zur Verfügung. Darüber hinaus liegen Darstellungsbögen für die Lautbildungskonsequenz sowie für das phonetische und phonemische Inventar vor. Die Äußerung des Kindes kann dann in den entsprechenden Bogen lautgetreu eingetragen werden. Zudem wird empfohlen, die Antworten des Kindes mittels Diktiergerät aufzunehmen (Fox-Boyer, 2014b, S. 31).

Normierung und Testgüte. Die Normdaten zum Auftreten physiologischer phonologischer Prozesse sowie dem Phonem- und Phonerwerb beruhen auf einer im Jahre 1999 durchgeführten Studie an 177 monolingual deutschsprachigen Kindern im Alter zwischen 1;6 und 5;11 Jahren (9 Altersgruppen, wobei pro Altersgruppe etwa 10 Mädchen und 10 Jungen aufgenommen wurden). Zur Erweiterung und Modifikation wurden 2003 und 2004 weitere 327 Kinder (3;0 bis 6;11 Jahre) mit dem Screening und 96 Kinder (3;00 bis 4;5 Jahre) mit dem Haupttest der PLAKSS-I überprüft (Fox-Boyer, 2014b, S. 19). Zudem fanden zwischen 2008 und 2012 weitere Datenerhebungen mit dem Screening und der Vollversion statt, auf die im Manual verwiesen wird. Allerdings fehlen an dieser Stelle genaue Angaben zum Umfang und der Verteilung der Stichproben. Darüber hinaus werden Ergebnisse einer differenzierten Studie an 100 aussprachegestörten Kindern mit Deutsch als Muttersprache, die mit der PLAKSS-I überprüft wurden, berichtet. Die Kinder ließen sich vier Untergruppen von Aussprachestörungen zuordnen. Im Zuge dessen konnte eine Übereinstimmungsreliabilität von 95 % bei drei Untersuchern festgestellt werden. Um zu überprüfen, ob die bisherigen Normdaten auch für die PLAKSS-II zu übertragen sind, wurden 140 Kinder im Alter zwischen 2;5 und 3;11 Jahren mit der aktuellen Version untersucht. Es konnten keine Unterschiede festgestellt werden, weshalb die ursprünglichen Normdaten beibehalten wurden (Fox-Boyer, 2014b, S. 19 ff.).

Zusammenfassung und Bewertung. Die PLAKSS-II ist theoretisch gut fundiert und nimmt im Bereich der Ausspracheanalyse eine Ausnahmestellung im deutschen Sprachraum ein. Die Auswertung anhand der vielen verschiedenen Bögen ist komplex und erfordert Kenntnisse in der phonetischen Transkription, was jedoch bei der Zielgruppe von Logopäden und Sprachtherapeuten als gegeben angesehen werden kann. Im Manual finden sich

PLAKSS-II: Zielgruppe Logopädie/ Sprachtherapie

sowohl Beschreibungen zur Durchführung und Auswertung des Verfahrens als auch konkrete Therapieempfehlungen. Die Angaben zur Normierung sind teilweise unübersichtlich gestaltet. Häufig fehlen genaue Angaben zur Stichprobenbeschreibung. Auch fehlt es an Reliabilitäts- und Validitätsnachweisen. Weitere Studien hierzu sind dringend erforderlich.

6.4.3 TPB

TPB: Phonologische Bewusstheitsfähigkeiten

Kurzbeschreibung. Der Test für Phonologische Bewusstheitsfähigkeiten (TPB; Fricke & Schäfer, 2008) ist für Kinder ab 4;0 Jahren bis zum Ende der ersten Grundschulklasse konzipiert. Das Verfahren besteht aus insgesamt elf Untertests, welche die Bereiche Silben-Segmentieren, Reime, Onset-Reim-Synthetisieren, Anlaute-Identifizieren, Laute-Synthetisieren und Anlaute-Manipulieren erfassen (vgl. Tabelle 11).

Tabelle 11: Übersicht über die Untertests des TBP (Fricke & Schäfer, 2008, S. 18 ff.)

Fähigkeit		Untertest	Aufgabe
Silben-Segmentieren	Output	SSout	Vorgegebene Wörter segmentieren (z. B. „Gabel → Ga-bel“).
Reime	Identifizieren-Input	RIin	Einen passenden Reim zu einem vorgegebenen Wort finden (z. B. Was reimt sich auf „Maus“ → „Haus“, „Mais“ oder „Käse“?).
	Produzieren-Output	RPout	Zu einem vorgegebenen Wort so viele Reime wie möglich bilden (z. B. zu „Hund“).
Onset-Reim-Synthetisieren	Input	ORSin	Dem Kind wird ein Wort von einer CD vorgegeben, bei dem Onset und Reim getrennt sind und es hat die Aufgabe, aus drei Wahlbildern das gehörte Wort zu zeigen (z. B. Stimulus: „t – urm“ → aus „Turm“, „Tee“ und „Wurm“ auswählen).
	Output	ORSout	Dem Kind wird erneut ein Wort von einer CD vorgegeben, bei dem Onset und Reim getrennt sind und es hat die Aufgabe das gehörte Wort zu benennen (z. B. „bl – at“ für „Blatt“).
Anlaute-Identifizieren	Input	ALIin	Das Kind wird aufgefordert, aus drei vorgegebenen Bildern das Bild zu wählen, das den gleichen Anlaut wie das Zielitem hat (z. B. „Schuh“ und „Schirm“, „Fuß“ oder „Hose“).
	Output	ALIout	Dem Kind werden zwei Bilder vorgelegt und es soll den Laut benennen, den beide Wörter am Anfang aufweisen (z. B. „Fuß“ und „Fisch“).

Tabelle 11: Fortsetzung

Fähigkeit		Untertest	Aufgabe
Laute-Synthetisieren	Input	LSin	Wie beim Untertest ORSin wird ein lautiertes Wort von einer CD vorgegeben und das Kind hat die Aufgabe, aus drei Wahlbildern das gehörte Wort zu zeigen (z. B. „k – a – m“ aus „Kamm“, „Kopf“ oder „Baum“ identifizieren).
	Output	LSout	Wie bei ORSout wird dem Kind ein lautiertes Wort von einer CD vorgegeben und es hat die Aufgabe, das gehörte Wort zu benennen (z. B. „m – au – s“ für „Maus“).
Anlaute-Manipulieren	Input	ALMin	Dem Kind werden Bildkarten vorgelegt und es soll mit deren Hilfe zeigen, wie sich das vorgegebene Stimulus-Item verändert, wenn eine bestimmte Manipulation vorgenommen wird (z. B. „Wenn man von *Mast* das [m] weghext, welches Wort bleibt übrig?“ Bildalternativen: „Ast“, „Nest“ oder „Schiff“).
	Output	ALMout	Das Kind ist aufgefordert das Kunstwort, welches sich durch die Entfernung des Wortanfangs ergibt, zu benennen (z. B. „Was bleibt übrig, wenn man bei *Mond* das [m] weghext?“).

TPB: Zeitaufwendige Testdurchführung

Durchführung, Auswertung und Interpretation. Die Durchführung erfolgt im Einzelsetting. Die Anzahl der durchgeführten Untertests variiert in Abhängigkeit vom Alter des Kindes, sodass ein bis zwei Sitzungen von je 45 Minuten für die Durchführung benötigt werden (Fricke & Schäfer, 2008, S. 1). Für die Auswertung werden die korrekten Antworten des Kindes zusammengezählt. Mit Ausnahme des Untertests Reime-Produzieren-Output (RPout) können pro Untertest 12 Rohwertpunkte erreicht werden. Für die Auswertung stehen Normtabellen für sechs Altersgruppen zur Verfügung, mit denen die erreichten Rohwerte entsprechenden Prozentrangbereichen zugeordnet werden können. Für Vier- und Fünfjährige liegen Normen in Halbjahresstufen vor. Für Sechsjährige sowie für die Altersgruppe „1. Klasse“ steht jeweils eine Normtabelle zur Verfügung (Fricke & Schäfer, 2008, S. 42 ff.). Ein Ergebnis im Prozentrangbereich zwischen 11 und 24 wird als „unterdurchschnittlich“ interpretiert. Bei einem Ergebnis im Prozentrangbereich zwischen 2 und 10 wird das erzielte Ergebnis als „weit unterdurchschnittlich“ eingeordnet und eine Therapie bzw. Förderung der phonologischen Bewusstheit empfohlen. Ab einem Prozentrangbereich ≤ 1 wird das Ergebnis als „sehr weit unterdurchschnittlich“ interpretiert und eine entsprechende Therapie bzw. Förderung dringend empfohlen (Fricke & Schäfer, 2008, S. 42).

Normierung und Testgüte. Die Normierung basiert auf den Ergebnissen von N=441 Kindern im Alter zwischen 4;0 und 7;9 Jahren (227 Mädchen und 214 Jungen) aus Hessen. Die Durchführungs-, Auswertungs- und Interpretationsobjektivität des TPB sind durch präzise Beschreibungen und Instruktionen sowie durch ein eindeutiges Auswertungsschema und die dazugehörigen Auslegungshilfen gegeben. Die Reliabilität (bestimmt über die interne Konsistenz mittels Cronbachs Alpha) kann insgesamt (r=.71–.94), mit Ausnahme des Untertests Onset-Reim-Synthetisieren Input (ORSin; r=.57), als zufriedenstellend betrachtet werden (Fricke & Schäfer, 2008, S. 69). Zur Validität des Verfahrens finden sich neben Ausführungen zur Inhaltsvalidität und Konstruktvalidität (faktorenanalytische Berechnungen) im Manual auch Angaben zur Kriteriumsvalidität. Diese wurde über Korrelationen der Untertests des TPB (r=.20–.86) und der Buchstabenkenntnis der Kinder (r=.34–.73) bestimmt und sind als zufriedenstellend einzuschätzen.

Zusammenfassung und Bewertung. Der TPB ist eines der wenigen standardisierten und normierten Verfahren zur Erfassung der phonologischen Bewusstheit im deutschsprachigen Raum. Eine bundesweit erhobene Normstichprobe wäre aber wünschenswert. Die Erfassung der phonologischen Bewusstheitsfähigkeiten gelingt jedoch umfassend und die Differenzierungsmöglichkeit zwischen Input und Output (im Sinne von Verständnis- und Produktionsaufgaben) ermöglicht eine differenzierte Profilerstellung.

6.4.4 TROG-D

TROG-D: Überprüfung des Grammatikverständnisses

Kurzbeschreibung. Der Test zur Überprüfung des Grammatikverständnisses (engl. Test for Reception of Grammar; TROG-D; Fox, 2013) ist ein spezifischer, rezeptiver Sprachtest für Kinder im Alter zwischen 3;0 und 10;11 Jahren. Er findet Anwendung in der sprachtherapeutischen Diagnostik sowie in der Forschung und basiert auf dem Test for Reception of Grammar von Bishop (aktuellste Fassung: TROG-2; Bishop, 2003). Das Verfahren richtet sich an Kinder mit Sprachentwicklungsstörungen, Hörstörungen, körperlichen Behinderungen, die zu Einschränkungen in der Sprachproduktion führen sowie an Kinder mit Lernbehinderungen oder Aphasien (Fox, 2013, S. 10).

Durchführung, Auswertung und Interpretation. Die Durchführung erfolgt im Einzelsetting und der Zeitbedarf beträgt etwa 15 Minuten. Der TROG-D besteht aus insgesamt 84 Items. Bei jedem Item wird dem Kind ein Satz vorgesprochen und es soll das passende Bild dazu auswählen, wobei pro Item je ein Zielbild und drei Ablenker präsentiert werden. Insgesamt werden 21 Kategorien geprüft (u. a. Verben, Negation, Perfekt, Plural, Passiv oder Relativsätze), wobei pro Kategorie vier Items präsentiert werden und somit einen Block bilden. Der Test wird abgebrochen, wenn fünf aufeinanderfolgende Blöcke als falsch bewertet werden (Fox, 2013, S. 19). Für die quantitative Auswertung wird die Summe der korrekt gelösten Blöcke gebildet und der Rohwert einem entsprechenden Prozentrang und T-Wert zugeordnet. Hierfür stehen Vergleichswerte für acht Altersgruppen in Jahresstufen zur Verfügung. Ein Ergebnis von einem T-Wert unter 40 wird als auffälliges Ergebnis bewertet. Für die qualitative Analyse wird auf dem Protokollbogen eine Fehleranalyse pro Item ermöglicht, sodass zum Beispiel zwischen einem systematischen oder unsystematischen Fehlermuster unterschieden werden kann (Fox, 2013, S. 21 ff.).

Normierung und Testgüte. Die Normierung des TROG-D basiert auf den Ergebnissen von $N=870$ monolingual deutschsprachigen Kindern (454 Mädchen und 416 Jungen) aus verschiedenen Bundesländern und wurde im Jahr 2005 erhoben. Die Kennwerte zur internen Konsistenz (nach Cronbachs Alpha = .90) und zur Split-Half-Reliabilität ($r=.91$) sind als hoch zu bewerten (Fox, 2013, S. 29). Als Validitätsbelege wird auf Analysen u. a. zu Unterschieden hinsichtlich Geschlecht und Untersuchungsregion sowie auf eine Korrelationsstudie zwischen den Ergebnissen des TROG-D und dem Untertest Verstehen von Sätzen des SETK 3-5 (vgl. Abschnitt 6.3.7) verwiesen. Letztere ergab hohe korrelative Zusammenhänge ($r=72$, basierend auf den Ergebnissen von $N=53$ Kindern) (Fox, 2013, S. 32).

TROG-D: Ökonomisch und etabliert

Zusammenfassung und Bewertung. Der TROG-D ist ein in Deutschland sehr etabliertes Verfahren. Es ermöglicht eine ökonomische Erfassung rezeptiver grammatikalischer Kompetenzen bei Kindern im Alter zwischen 3;0 und 10;11 Jahren. Insbesondere die Möglichkeit der quantitativen Auswertung und die zusätzliche differenzierte qualitative Analyse sprechen für den Einsatz des Verfahrens.

6.4.5 TSVK

TSVK: Test zum Satzverstehen

Kurzbeschreibung. Der Test zum Satzverstehen von Kindern (TSVK; Siegmüller et al., 2011) erfasst rezeptive morpho-syntaktische Fähigkeiten. Er liegt in einer Langversion (TSVK) und einer Kurzversion als Screeninginstrument (TSVK-Screen) vor. Der TSVK besteht aus insgesamt sechs altersspezifischen Untertests (vgl. Tabelle 12) und richtet sich an Kinder im Alter von 2;0 bis 8;11 Jahren. Ziel des TSVK ist es bei Kindern, bei denen Schwierigkeiten in der grammatischen Verarbeitung erkennbar sind bzw. ein entsprechender Verdacht besteht, die Therapie direkt auf das Kind und die spezifische Symptomatik abzustimmen (Siegmüller et al., 2011, S. 1 f.). Das TSVK-Screen richtet sich an Kinder zwischen 3;0 und 8;11 Jahren und besteht aus einer Zusammenfassung der Aufgabenstellungen aus allen Untertests. Mit dem TSVK-Screen sollen rezeptive grammatische Auffälligkeiten als Basis einer Diagnosestellung bestimmt werden (Siegmüller et al., 2011, S. 2).

TSVK-Screen als Kurzversion

Durchführung, Auswertung und Interpretation. Die Durchführung erfolgt im Einzelsetting und nimmt beim TSVK, je nach Alter und Entwicklungsstand des Kindes, zwischen 20 und 60 Minuten in Anspruch. Die Durchführung des TSVK wird abgebrochen, wenn das Ergebnis in einem Untertest unter dem Ratewert liegt (Siegmüller et al., 2011, S. 11). Für die Durchführung des TSVK-Screen werden etwa 10 bis 20 Minuten benötigt. Ein Abbruchkriterium ist nicht vorgesehen. Einen Überblick über die Untertests gibt Tabelle 12.

Tabelle 12: Übersicht über die Untertests des TSVK (Siegmüller et al., 2011, S. 10)

Untertest		Altersbereich (Jahre)	Anzahl der Items
1.	Verbargumentstrukturen	2;0–5;11	12
2.	Tempusmarkierungen (Perfekt)	3;0–6;11	16
3.	Wortstellung	3;0–7;11	12
4.	Passiv-Strukturen	3;0–8;11	20
5.	Bindungssätze	4;0–8;11	20
6.	Objektrelativsätze	4;0–8;11	10

TSVK: Quantitative und qualitative Auswertung

Für die quantitative Auswertung werden die korrekten Antworten des Kindes bestimmt und zu einem Rohwert addiert. Dem Rohwert kann ein entsprechender T-Wert für jeden Untertest zugeordnet werden. Für die Interpretation stehen entsprechende Normtabellen in Jahresstufen zur Verfügung. Die Möglichkeiten der qualitativen Auswertung werden umfangreich beschrieben, wobei auch detailliert auf die jeweiligen Fehleranalysen in den einzelnen Untertests eingegangen wird.

Normierung und Testgüte. Die Normierung des TSVK erfolgte pro Untertest. Dabei schwankt die Anzahl der Kinder pro Untertest und Altersgruppe zwischen 20 und 155. Lediglich die Gruppe von Kindern, die für die Normstichprobe des TSVK-Screen herangezogen wurden ($N = 120$, je 20 Kinder pro Altersstufe sowie 20 Kinder mit Sprachentwicklungsstörung), durchlief alle Untertests. Weitere Beschreibungen der Normstichprobe, wie Angaben zum Geschlechterverhältnis, dem mütterlichen Bildungsniveau oder der regionalen Verteilung der Testungsstandorte, sind dem Manual leider nicht zu entnehmen. Die Objektivität des Verfahrens kann für die Durchführung und Auswertung als gegeben betrachtet werden, da entsprechende Instruktionen bzw. Auswertungshinweise im Manual beschrieben sind. Zur Bewertung der Interpretationsobjektivität wird auf die vorhandenen Normtabellen mit den entsprechenden T-Werten verwiesen (Siegmüller et al., 2011, S. 19). Zur Reliabilität des TSVK wurde die interne Konsistenz nach Cronbachs Alpha berechnet; die Kennwerte reichen von mäßig bis hoch

(Langversion: .63 bis .89; Kurzversion: .88 bis .94); sie können jedoch insgesamt als sehr angemessen bezeichnet werden. Zur Bestimmung der Aussagekraft des Verfahrens liegen u. a. Korrelationsstudien zwischen den Ergebnissen des TSVK und dem TROG-D (vgl. Abschnitt 6.4.4) sowie der PDSS (vgl. Abschnitt 6.3.2) vor, wobei für die PDSS die Untertests „Verständnis von W-Fragen“ und „Produktion des obligatorischen Artikels vor Unika“ herangezogen wurden. Für die Korrelation zwischen dem TSVK und der PDSS werden hohe korrelative Zusammenhänge ($r = .799$) angegeben (Siegmüller et al., 2011, S. 21). Hinsichtlich der Übereinstimmung zwischen TSVK und TROG-D zeigen sich mittlere korrelative Zusammenhänge ($r = .593$). Darüber hinaus wurden Analysen zur Sensitivität und Spezifität des TSVK durchgeführt.

Zusammenfassung und Bewertung. Mit dem TSVK lassen sich rezeptive grammatische Fähigkeiten bei Kindern im Alter zwischen 2 und 8 Jahren erfassen. Der Test ist intuitiv verständlich und gut durchführbar. Die Kurzversion des Tests (TSVK-Screen) ermöglicht einen flexiblen Einsatz in der kinderärztlichen und therapeutischen Praxis. Allerdings fehlen im Manual wesentliche Informationen zu den Itemcharakteristika und zur Normierung. So werden die Trennschärfen nur im Mittel für die Subtests in den einzelnen Altersgruppen angegeben. Zu den Itemschwierigkeiten des Verfahrens werden im Manual keine Angaben gemacht. So können keine Aussagen über die Streuung der Items (schwer – leicht) getroffen werden. Hier wären weitere Informationen wünschenswert.

6.4.6 WWT 6-10

WWT 6-10: Wortschatz- und Wortfindungstest

Kurzbeschreibung. Mit dem Wortschatz- und Wortfindungstest für 6- bis 10-Jährige (WWT 6-10; Glück, 2011) liegt ein umfangreicher, spezifischer Sprachtest zur quantitativen und qualitativen Erfassung expressiver und rezeptiver semantisch-lexikalischer Fähigkeiten bei Kindern im Alter zwischen 5;6 und 10;11 Jahren vor. Hierfür stehen die Subtests WWTexpressiv und WWTrezeptiv sowie die jeweiligen Kurzformen der Untertests (WWTexpressiv-KF und WWTrezeptiv-KF) zur Verfügung. Mit dem optionalen Subtest WWTexpressiv-Wiederholung ist zudem die Diagnostik von Wortfindungsstörungen möglich. Der optionale Subtest WWTexpressiv-Abrufhilfen ermöglicht qualitative Aussagen zur Aktivierbarkeit semantischen und phonologischen Wortwissens (Glück, 2011, S. 19). Die Langformen des WWT 6-10 umfassen insgesamt 104 Items, wobei Nomina (Objekte), Verben, Adjektive und Adverbien (Gegenteile) sowie Oberbegriffe erfasst werden (Glück, 2011, S. 18). Die Kurzformen umfassen 49 Items.

Durchführung, Auswertung und Interpretation. Durchführung und Auswertung des WWT 6-10 können sowohl in einer Paper-Pencil-Version als auch elektronisch am PC erfolgen. Mit der 2. Auflage des Verfahrens steht zusätzlich eine türkische Version des WWT für die PC-Version zur Verfügung. Die Durchführung erfolgt im Einzelsetting und dauert 25 bis 50 Minuten für die Lang- und 15 bis 25 Minuten für die Kurzform. Für den WWTexpressiv (Lang- und Kurzform) werden verschiedene Fotos gezeigt und das Kind hat die Aufgabe, die abgebildeten Objekte zu benennen. Für die Erfassung der Gegenteile wird ein Yin- und Yang-Symbol gezeigt und eine entsprechende Frage gestellt (z. B. „Was ist das Gegenteil von langsam?"). Für die Durchführung des WWTexpressiv-Abrufhilfen stehen für die Bilder inhaltliche sowie semantische und phonologische Abrufhilfen zu Verfügung (Glück, 2011, S. 23). Bei den rezeptiven Untertests (Lang- und Kurzform) werden pro Item immer vier Bilder vorgelegt und das Kind soll auf das entsprechende Zielbild zeigen. Jedes Zielbild wird im Kontext von drei Ablenkern (einem phonologischen, einem semantischen sowie einem nicht-relationierten Ablenker) präsentiert.

WWT 6-10: Kurz- und Langform verfügbar

Für die quantitative Auswertung werden die korrekt benannten Items addiert und der Gesamt-Rohwert berechnet. Dieser kann entsprechenden Prozenträngen und T-Werten zugeordnet werden. Für die Langversion stehen Normen für insgesamt neun Altersgruppen in Halbjahres- (für die Kinder zwischen 5;6 und 9;11 Jahren) bzw. Jahresstufen (für die 10-Jährigen) zur Verfügung (Glück, 2011, S. 31). Zusätzlich werden Klassennormen angeboten. Für die altersspezifischen Kurzformen (Kurzform 1: 5;6 bis 6;11 Jahre; Kurzform 2: 7;0 bis 8;11 Jahre; Kurzform 3: 9;0 bis 10;11 Jahre) liegen eigene Normen in Halbjahres- bzw. Jahresschritten vor. Bei einem Prozentrang ≤ 16 liegt ein auffälliges Ergebnis vor. Für die qualitative Auswertung können u. a. die falschen Antworten (Antworttypen) und Ablenker analysiert werden. Das Manual beinhaltet außerdem Vertrauensintervalle und kritische Differenzen für die Normwerte (Glück, 2011, S. 74).

Normierung und Testgüte. Die Normierung des WWT 6-10 basiert auf den Ergebnissen von $N = 880$ monolingual-deutschsprachig aufgewachsenen Kindern (441 Mädchen und 439 Jungen) aus verschiedenen Städten und Gemeinden Bayerns. Durchführungs-, Auswertungs- und Interpretationsobjektivität können durch die standardisierten Materialien und die entsprechenden präzisen Instruktionen als gegeben betrachtet werden. Die Reliabilität, bestimmt über die interne Konsistenz nach Cronbachs Alpha, kann insgesamt als zufriedenstellend bis hoch bewertet werden (WWTexpressiv $\alpha = .92$ bis .90, WWTrezeptiv $\alpha = .75$ bis .92). Die inhaltliche Validität des Verfahrens kann als gegeben betrachtet werden. Als Beleg für die Aussagekraft werden unter anderem korrelative Zusammenhänge zwischen den Leistungen im WWTexpressiv und WWTrezeptiv und den allgemeinen kognitiven Fähigkeiten (IQ) angeführt, welche jedoch nur schwache Korrelationen aufweisen (WWTexpressiv: $r = .28$, $p \leq .001$; WWTrezeptiv: $r = .34$, $p \leq .001$). Korrelationen zwischen der Leistung im WWTexpressiv und dem phonologischen Arbeitsgedächtnis hingegen ergaben mittlere ($r = .41$, $p \leq .001$) und Analysen zur Korrelation der Subtests (expressive vs. rezeptive Langform) hohe Zusammenhänge ($r = .72$, $p \leq .001$). Zudem konnte der erwartete Alterstrend abgebildet werden. Zur Kriteriumsvalidität werden im Manual Analysen zu den Merkmalen Geschlecht, Bildungsstand der Bezugsperson, Wohnortgröße sowie frühere oder aktuelle Spracherwerbsauffälligkeiten (nach Einschätzung der Eltern bzw. Lehrkräfte) berichtet, welche insgesamt als Belege für die Zuverlässigkeit des Verfahrens gewertet werden (Glück, 2011, S. 46 ff.).

Zusammenfassung. Mit dem WWT 6-10 steht ein umfassendes Verfahren zur Verfügung, um semantisch-lexikalische Fähigkeiten auf expressiver und rezeptiver Ebene zu beurteilen. Eine bundesweite Normierung wäre jedoch auch hier wünschenswert. Die Anwenderfreundlichkeit des Manuals konnte in der zweiten Auflage erhöht werden. Insbesondere die Erweiterung der Software-Version, die nun auch eine Überprüfung türkischsprachiger Kinder ermöglicht, leistet einen wertvollen Beitrag für die Sprachdiagnostik bei Mehrsprachigkeit. Zudem ermöglichen die vorhandenen Kurzversionen ein ökonomisches Wortschatzscreening.

WWT 6-10: Einsatz bei türkischsprachigen Kindern

7 Fallbeispiel

7.1 Vorstellungsgrund

Unaufmerksamkeit und Verhaltensprobleme als Startpunkt

Der achtjährige Luca wird in der Psychologischen Kinderambulanz vorgestellt. Die Eltern berichten, dass sie auf Anraten von Lucas Klassenlehrerin kommen würden. Die Klassenlehrerin habe das Gespräch mit den Eltern gesucht, weil Luca im Unterricht durch Unaufmerksamkeit auffallen würde und scheinbar Schwierigkeiten habe, sich zu konzentrieren. Zudem sei Luca ihr gegenüber oppositionell und würde Aufforderungen nicht nachkommen. Dabei könne die Klassenlehrerin kein „Unrechtsbewusstsein“ bei ihm erkennen: wenn sie ihn anspricht, würde er sie nur anlächeln „als sei nichts gewesen“. Vielmehr würde sich Luca zunehmend in der Rolle eines „Klassenclowns“ gefallen. Dieses problematische Verhalten würde sich, neben der mangelnden Mitarbeit, vor allem auch auf seine schulischen Leistungen auswirken. Insbesondere im Deutschunterricht habe Luca deutliche Probleme im Lesen und in der Rechtschreibung. Die Eltern bestätigen, dass Luca Aufforderungen oft nicht oder nur ungenau nachkommen würde. Man müsse ihm oft „alles zweimal sagen“, weil Luca vor lauter Träumereien nicht richtig zuhören würde. Aufgrund der Schwierigkeiten im Lesen und Rechtschreiben erhalte Luca seit einem halben Jahr Nachhilfe; bislang jedoch ohne erkennbaren Erfolg.

7.2 Anamnese

Lese-Rechtschreibstörung als Verdachtsdiagnose

Luca ist 8;9 Jahre alt und besucht die dritte Klasse einer Grundschule. Er lebt mit seinen leiblichen Eltern und seiner jüngeren Schwester Anne-Marie (4;7 Jahre) in einer Stadt in Norddeutschland. Die Mutter ist Zahnarzthelferin und arbeitet halbtags. Der Vater arbeitet Vollzeit als Fliesenleger in einem mittelständischen Betrieb. Im Gespräch gibt der Vater an, selber von einer Lese- und Rechtschreibstörung betroffen zu sein. Mittlerweile habe er die Defizite gut im Griff, seine eigene Schulzeit über habe er jedoch immer schlechte Noten in der Rechtschreibung bekommen. Die Eltern vermuten, dass Luca auch von einer Lese-Rechtschreibstörung betroffen sei.

Schwangerschaft und Geburt. Schwangerschaft und Geburt verlief nach Angaben der Mutter komplikationslos. Geburtsgewicht (3.800 g), Größe (51 cm) und Kopfumfang (35 cm) sowie Apgar-Werte (9-10-10) und Nabelschnur pH-Wert (7,15) waren unauffällig.

Frühkindliche Entwicklung. Das Erreichen der Entwicklungsmeilensteine verlief nach Angaben der Eltern sehr unterschiedlich. Luca sei nach Angabe der Mutter ein „sehr lebendiges" Kind gewesen und mit 12 Monaten schon freihändig gelaufen. Mit etwa zweieinhalb Jahren sei er tagsüber und mit drei Jahren auch nachts trocken gewesen. Viel gesprochen habe Luca, im Vergleich zu anderen Gleichaltrigen im Freundeskreis der Familie, jedoch noch nie. So habe Luca erst nach seinem ersten Geburtstag angefangen, die ersten Worte zu produzieren; auch im Alter von zwei Jahren habe er nur wenig gesprochen. Mit Eintritt in den Kindergarten habe Luca schnell Freunde gefunden.

Vorbefunde. Im Rahmen der kinderärztlichen Vorsorgeuntersuchung sei nach Angaben der Eltern eine entsprechende Verzögerung der Sprachentwicklung festgestellt worden. Der Kinderarzt habe den Eltern damals empfohlen, die Sprachentwicklung weiter zu beobachten. Weitere Maßnahmen wurden nicht ergriffen.

Aktuelle Problembeschreibung. Eltern und Klassenlehrerin von Luca berichten von unkonzentriertem und unaufmerksamem Verhalten. Zudem würde er Anweisungen oft nicht nachkommen. Luca selbst gibt an, dass er im Unterricht nicht alles mitbekommen würde. Zudem würde er oft nicht verstehen, warum seine Lehrerin mit ihm schimpft. Die Probleme in der Schule empfinde Luca insgesamt als sehr belastend. Gerade im Deutschunterricht, der von der Klassenlehrerin geleitet wird, komme er nach Angabe der Eltern „auf keinen grünen Zweig" und würde trotz Nachhilfe viele Fehler in der Rechtschreibung machen.

Kombination von Sprach- und Verhaltensstörung

Auf Basis der Problembeschreibung ergab sich der Verdacht auf eine Aufmerksamkeitsstörung ohne Hyperaktivität (F98.8) sowie, aufgrund der beschriebenen Schulschwierigkeiten und der positiven Familienanamnese, der Verdacht auf eine Lese- und Rechtschreibstörung (F81.0).

7.3 Diagnostik

Aufgrund der geschilderten Schwierigkeiten wurde eine multidimensionale Diagnostik zur Klärung der Verdachtsdiagnosen durchgeführt. Diese beinhaltete zunächst standardisierte Fragebögen, die von den Eltern und der Klassenlehrerin ausgefüllt wurden, eine Aufmerksamkeitsdiagnostik mittels Un-

Intelligenzdiagnostik als Basisdiagnostik

tertests aus der Kinderversion der Testbatterie zur Aufmerksamkeitsprüfung (KiTAP; Zimmermann, Gondan & Fimm, 2002) sowie die Durchführung der Wechsler Intelligence Scale for Children (WISC-IV; Petermann & Petermann, 2011) zur umfassenden Intelligenzdiagnostik. Die Lese- und Rechtschreibdiagnostik erfolgte mithilfe des Leseverständnistests für Erst- bis Sechstklässler (ELFE 1-6; Lenhard & Schneider, 2006) und dem Weingartener Grundwortschatz Rechtschreib-Test für zweite und dritte Klassen (WRT 2+; Birkel, 2007).

7.3.1 Ergebnisse aus standardisierten Fragebögen

Zur Verhaltenseinschätzung wurden der Strengths and Difficulties Questionnaire (SDQ; Goodman, 1997) und die Fremdbeurteilungsbögen zu Störungen der Aufmerksamkeit, Hyperaktivität und Impulsivität (FBB-ADHS) und Störungen des Sozialverhaltens (FBB-SSV) aus dem Diagnostik-System für psychische Störungen nach ICD-10 und DSM-IV für Kinder und Jugendliche – II (DISYPS-II; Döpfner, Görtz-Dorten & Lehmkuhl, 2008) eingesetzt. Diese Fragebögen wurden von den Eltern und der Klassenlehrerin bearbeitet. Im SDQ erhielt Luca im Eltern- und Lehrerurteil auffällige Werte im Bereich *Hyperaktivität*. Ausschließlich im Lehrerurteil wurde der Bereich *Verhaltensauffälligkeiten* als auffällig sowie der *Gesamtproblemwert* als grenzwertig eingeschätzt. In den FBB-ADHS und FBB-SSV des DISYPS-II erzielte Luca situationsübergreifend auffällige Werte im Bereich *Aufmerksamkeit* und leicht auffällige Werte in der Skala *oppositionell-aggressives Verhalten*.

7.3.2 Lese- und Rechtschreibdiagnostik

Im ELFE 1-6 erzielte Luca auf allen überprüften Ebenen *(Wort-, Satz- und Textverständnis)* auffällige Ergebnisse. Im *Wort-* und *Satzverständnis* lag seine Leistung im unterdurchschnittlichen Bereich (PR = 14.7 sowie PR = 15.3). Auf *Textebene* zeigte Luca sogar nur ein sehr schwach ausgeprägtes Leseverständnis (PR = 7.2). Das Ergebnis im WRT 2+ lag ebenfalls im auffälligen Bereich.

7.3.3 Aufmerksamkeitsdiagnostik

Neuropsychologische Aufmerksamkeitsdiagnostik

Die Aufmerksamkeitsdiagnostik erfolgte mithilfe der Untertests der KiTAP (Zimmermann et al., 2002). Luca zeigte bei den unterschiedlichen Aufgaben zunächst Schwierigkeiten, die jeweiligen Instruktionen zu verstehen. Mithilfe der Beispielaufgaben konnten die Aufgabenstellungen jedoch gut vermittelt werden. Insgesamt traten bei den Untertests *Alertness* und *Go/NoGo* eine durchschnittliche Bearbeitungsgeschwindigkeit und Fehlerrate auf. Lediglich im Untertest *Geteilte Aufmerksamkeit* erzielte Luca grenzwertige Reaktionszeiten (PR = 14) sowie auffällig viele Auslassungen (PR = 4), was auf Schwierigkeiten bei der Konzentration auf simultan ablaufender Prozesse deutete.

7.3.4 Intelligenzdiagnostik

Intelligenzdiagnostik mit der WISC-IV

Um einen umfassenden Eindruck über die kognitiven Fähigkeiten zu erhalten, wurde mit Luca die WISC-IV (Petermann & Petermann, 2011) durchgeführt. Dabei ergab sich ein heterogenes Leistungsprofil (vgl. Abbildungen 4 und 5). Betrachtet man den Gesamtwert (Gesamt-IQ) liegen Lucas kognitive Fähigkeiten im unteren Durchschnittsbereich (IQ = 89). Betrachtet man jedoch die einzelnen Skalen, zeigen sich deutliche Unterschiede. Im *Arbeitsgedächtnis* (ADG) liegen Lucas Fähigkeiten im durchschnittlichen Bereich (AGD-IQ = 93). Im *Wahrnehmungsgebundenen Logischen Denken* (WLD) erreicht Luca ein überdurchschnittliches Ergebnis (WLD-

WISC-IV-Wertpunkt-Profil

D Untertest-Wertpunkt-Profil

Sprachverständnis					Wahrnehmungsgebundenes Logisches Denken				Arbeitsgedächtnis			Verarbeitungsgeschwindigkeit		
GF	WT	AV	(AW)	(BEN)	MT	BK	MZ	(BE)	ZN	BZF	(RD)	ZST	SYS	(DT)
7	4	6			12	13	15		10	8		5	7	

Abbildung 4: Lucas Wertpunkt-Profil in der WISC-IV

WISC-IV-Profil der Indexwerte

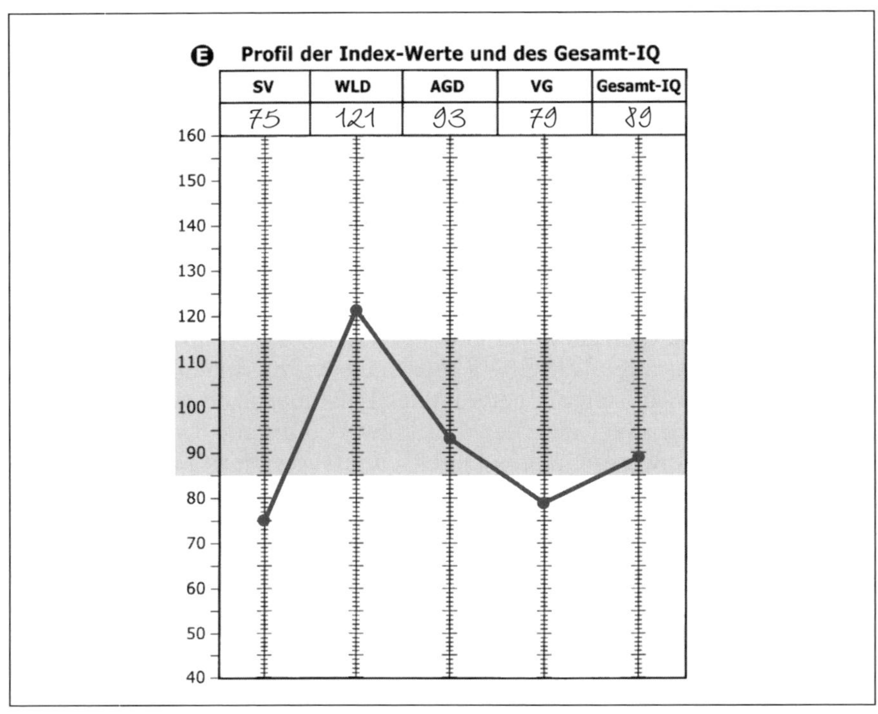

Abbildung 5: Lucas Profil der Indexwerte und des Gesamt-IQs in der WISC-IV

IQ = 121); seine Leistungen in der *Verarbeitungsgeschwindigkeit* (VG) und im *Sprachverständnis* (SV) liegen hingegen im unterdurchschnittlichen Bereich (VG-IQ = 79, SV-IQ = 75).

Verhaltensbeobachtung während der Diagnostik

Verhaltensbeobachtung während der Diagnostik. Luca wirkt aufgeschlossen, gut gelaunt und lässt sich gut zur Mitarbeit motivieren. Während der Diagnostik fällt auf, dass er eine ausgeprägte visuelle Orientierung zeigt. So achtet Luca vor allem auf die vorgelegten Arbeitsmaterialien. Den verbalen Instruktionen der Therapeutin scheint er „nur mit halbem Ohr" zuzuhören, was teilweise dazu führt, dass er die Aufgabenstellung, innerhalb der Beispielitems, zunächst falsch bearbeitet. Die Aufgaben zur Aufmerksamkeitsdiagnostik und des *Wahrnehmungsgebundenen Logischen Denkens* der WISC-IV machen ihm sichtlich Spaß. In der Lese- und Rechtschreibdiagnostik sowie bei den Aufgaben zum Sprachverständnis hingegen zeigt Luca deutliche Schwierigkeiten. Wenn er eine Antwort nicht weiß, legt Luca jedes Mal den Kopf schief, lächelt und zuckt mit den Schultern. In den Untertests zum *Sprachverständnis* der WISC-IV fällt zudem auf, dass Luca, wenn er etwas beschreiben soll, sich sehr weitschweifend äußert. Einen gesuchten

Begriff konkret zu benennen, bereitet ihm jedoch Schwierigkeiten. Zudem nutzt er, wenn er verbal den gesuchten Begriff nicht näher erklären kann, vor allem Gesten zur Unterstützung oder verdeutlicht Inhalte durch nonverbale Kommunikation (Gestik und Mimik). Motorische Unruhe kann während der Diagnostik nicht beobachtet werden.

Die Diagnostik wurde anschließend um eine Sprachstandserhebung erweitert. Dies geschah zum einen aufgrund der deutlichen Leistungsschwäche im Index *Sprachverständnis* der WISC-IV, zum anderen aufgrund der sichtbaren Lese- und Rechtschreibdefizite, die häufig mit komorbiden Störungen der lautsprachlichen Entwicklung einhergehen. Zur näheren Abklärung der Sprachkompetenz wurde daher der Sprachstandserhebungstest für Kinder im Alter zwischen 5 und 10 Jahren (SET 5-10; Petermann, 2012) durchgeführt.

7.3.5 Sprachdiagnostik

Sprachdiagnostik mit dem SET 5-10

Über fast alle überprüften Sprachbereiche hinweg erzielt Luca Ergebnisse im Risikobereich bzw. auffälligen Bereich (vgl. Abbildung 6). Lediglich im Untertest 1 *Bildbenennung* (Wortschatz) erzielt Luca ein Ergebnis im unteren, unauffälligen Bereich (PR = 30). Es zeigt sich dennoch auch hier, dass Luca Schwierigkeiten aufweist, die auf den Bildkarten dargestellten Objekte konkret zu benennen. Er beschreibt die Bilder und die Funktion der Gegenstände, wobei er viele unspezifische Bezeichnungen einbaut (zum Beispiel „Da ist so ein Dings mit einem kleinen Dings drauf." beim Item „Briefmarke"). Manchmal fällt ihm die präzise Bezeichnung des Begriffs ein. Die Beschreibung der abgebildeten Handlungen fällt ihm deutlich leichter. Es wird auch hier deutlich, dass Luca verstärkt Gesten nutzt, wenn er etwas nicht benennen kann (zum Beispiel beim Item „Klavier spielen").

Im Untertest 2 *Kategorienbildung* (Semantische Relationen) erzielt Luca ein Ergebnis im auffälligen Bereich (PR = 8). Auch hier beschreibt er vor allem die Bilder oder die Funktion der abgebildeten Gegenstände, kann sie aber nicht konkret benennen. Zum Beispiel beschreibt Luca die vorgelegte Bildkarte beim Item „Werkzeuge" wie folgt „Hammer zum Hammern. Säge – die so Sachen sägt. Messdings und Bohrer auch zum Sachen machen."

Im Bereich Verarbeitungsgeschwindigkeit (Untertest 3 *Sternsuche*) liegen Lucas Leistungen im Risikobereich (PR = 18). Er arbeitet langsam, macht jedoch keine Fehler oder Auslassungen. Er arbeitet konzentriert und nutzt einen Finger, um die Zeile nicht zu verlieren.

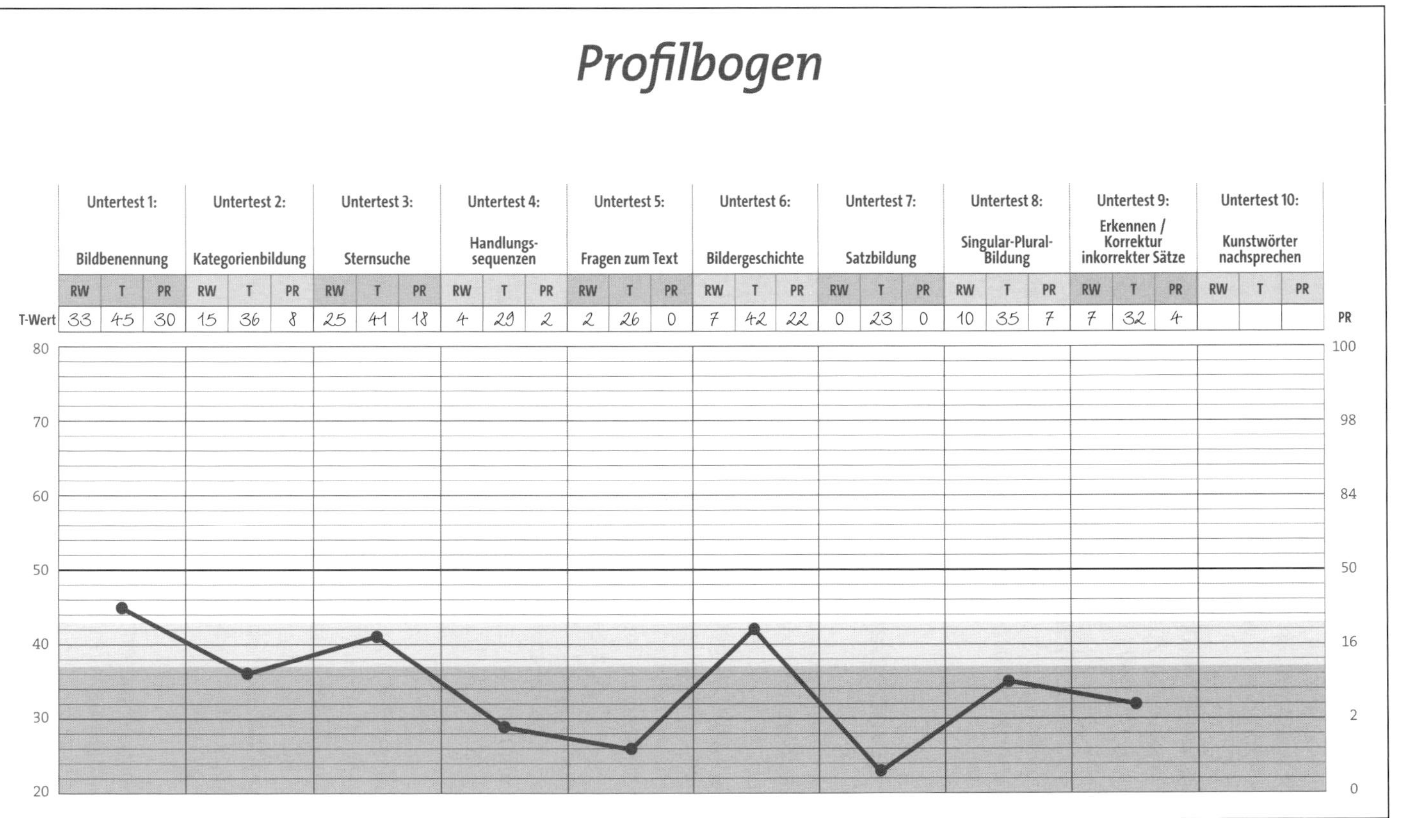

Abbildung 6: Sprachprofil von Luca (8;9 Jahre) auf der Basis des SET 5-10

Im Sprachverständnis erzielt Luca ein auffälliges Ergebnis bei der Aufgabe, verbal vorgegebene Sätze mit Spielfiguren nachzustellen (Untertest 4 *Handlungssequenzen*; PR = 2). Vor allem beim Nachspielen von Sätzen mit komplexerer Satzstruktur zeigen sich deutliche Schwierigkeiten. Luca vertauscht Figuren oder lässt Satzteile komplett aus. So spielt Luca zum Beispiel beim Satz „Der Junge, der über das Schaf springt, hat die Ente auf dem Kopf." ausschließlich „Der Junge springt über das Schaf.". Bei der Aufgabe, Fragen zu einigen kurzen Geschichten zu beantworten (Untertest 5 *Fragen zum Text*), erzielt Luca ebenfalls ein sehr niedriges Ergebnis (PR = 0).

Auffälliger Befund beim Sprachverständnis

Der Bereich Sprachproduktion wird zum einen über die Aufgabe erfasst, zu einer Bildvorlage eine Geschichte zu erzählen (Untertest 6 *Bildergeschichte*) und zum anderen mittels der Aufforderung, aus zwei bzw. drei vorgegebenen Wörtern einen korrekten Satz zu bilden (Untertest 7 *Satzbildung*). Die *Bildergeschichte* im Untertest 6 besteht aus insgesamt fünf Bildern, die zeigen, wie ein Kind ein kleines Boot baut und es anschließend schwimmen lässt. Das Boot kentert und das Kind ist traurig. Das letzte Bild zeigt, wie das Kind zusammen mit einem Erwachsenen ein neues Boot baut. Luca kann die Bilder zu einer Geschichte verknüpfen und erfüllt fast alle Anforderungen des Untertests (u. a. den Gebrauch von Artikeln und Verbformen). Im Bereich „Wortbeugungen" werden jedoch Schwierigkeiten deutlich. Zudem zeigen sich qualitativ Schwierigkeiten im Satzbau. Insgesamt erzielt Luca hier ein Ergebnis im Risikobereich (PR = 22). Im Untertest 7 *Satzbildung* werden pro Aufgabe zwei oder drei Wörter vorgegeben, aus denen das Kind einen grammatikalisch korrekten Satz bilden soll (zum Beispiel aus „ Auto – schnell" oder „Hund – bellen – Katze"). Bei Luca werden in diesem Untertest die Schwierigkeiten im Satzbau und in der Wortwahl besonders deutlich: Aus „Buch – spannend" wird zum Beispiel „Kann man einfach Buch gucken.". Luca kann aus den vorgegebenen Wörtern keinen einzigen grammatikalisch korrekten Satz bilden und erzielt ein auffälliges Ergebnis (PR = 0).

Bildergeschichten zur Erfassung der Sprachproduktion

Der Bereich Morphologie wird über die Fähigkeit zur *Singular-Plural-Bildung* (Untertest 8) sowie über die *Korrektur inkorrekter Sätze* (Untertest 9) erfasst. In der *Singular-Plural-Bildung* erzielt Luca ein auffälliges Ergebnis (PR = 7). Die Pluralbildung fällt ihm sowohl bei Kunstwörtern (z. B. „Girame") als auch bei Regelwörtern (z. B. „Fluss" oder „Luftballon") schwer. In der *Korrektur inkorrekter Sätze* erreicht Luca ebenfalls ein auffälliges Ergebnis (PR = 4). Auch hier zeigen sich vor allem Schwierigkeiten bei längeren Sätzen sowie bei Sätzen mit einer komplexeren Satzstruktur. Zum Beispiel kann Luca in den vorgegebenen Sätzen „Wenn ich reich war, würde ich mir viele Sachen kaufen." oder „Am gutesten schmeckt mir Schokoladeneis." keinen Fehler identifizieren.

Bereich Morphologie

Begleitende Beobachtungen während der Diagnostik mit dem SET 5-10. Luca ist während der Testdurchführung freundlich und zugewandt. Er spricht

Beobachtungen während der SET 5-10-Diagnostik

deutlich und mit normaler Lautstärke und initiiert selbst Gesprächssequenzen. Auf Fragen antwortet er bereitwillig, wobei man ihn teilweise zweimal ansprechen muss, bevor er reagiert. Wenn er etwas nicht verstanden hat, legt Luca den Kopf schief und lächelt. Beim Untertest *Handlungssequenzen* (Bereich Sprachverständnis) zeigt Luca dieses Verhalten immer wieder, bevor er die Spielfiguren für den Satz auswählte. Nachdem die Therapeutin den Satz, der mit Figuren nachgestellt werden sollte, vorgesprochen hatte, ließ Luca seine Hand über die aufgestellten Figuren kreisen, legte den Kopf schief, lächelte und schaute die Therapeutin an. Es schien, als warte er auf ein Feedback, ob er die richtige Figur ausgewählt hat. Da verbale oder nonverbale Hilfestellungen, wie durch Gestik oder Mimik, in der standardisierten Testsituation ausgeschlossen wurden, konnte Luca darauf jedoch nicht zurückgreifen.

7.4 Schlussfolgerungen

Bei Luca brachte die umfassende Diagnostik ein zunächst überraschendes Ergebnis hervor. Die deutlichen Schwierigkeiten, insbesondere im Sprachverständnis, waren eine Überraschung für die Eltern. Die Probleme im Alltag (dass Luca nicht aufpassen würde oder Aufforderungen nicht oder nur ungenau nachkäme) mussten vor dem Hintergrund der Ergebnisse neu bewertet werden. Nimmt man den IQ-Wert des Indices *Wahrnehmungsbezogenes Logisches Denken* als Bezugsmaß (IQ = 121), dann ist es wahrscheinlich Lucas guten kognitiven Fähigkeiten zu verdanken, dass er es bisher geschafft hat, seine lautsprachlichen Defizite im Alltag weitgehend zu kompensieren. Dabei muss beachtet werden, dass der Gesamt-IQ (IQ = 89) maßgeblich durch die niedrigen Ergebnisse im Index *Sprachverständnis* (IQ = 75) beeinflusst wird. Das niedrige Ergebnis im Index *Verarbeitungsgeschwindigkeit* in der WISC-IV sowie im SET 5-10 Untertest *Sternsuche* geht mit der Annahme konform, dass Kinder mit Sprachentwicklungsstörungen häufig auch von Defiziten in der Verarbeitungsgeschwindigkeit betroffen sind. Zudem sind viele Kinder mit Sprachentwicklungsstörungen auch von Schwierigkeiten im Schriftspracherwerb betroffen, was eine weitere mögliche Erklärung für die beobachteten Schwierigkeiten im Lesen und Schreiben bietet.

Gute Intelligenz kompensiert Sprachprobleme

Auf Basis der Ergebnisse wurde eine Vorstellung beim Logopäden sowie eine lerntherapeutische Förderung empfohlen, um die Lese- und Rechtschreibkompetenz zu verbessern. Eine psychotherapeutische Intervention im Kontext der vermuteten Aufmerksamkeitsproblematik wurde zunächst für nicht erforderlich angesehen und eine erneute Vorstellung in sechs Monaten vereinbart.

Literatur

Alloway, T. P. & Archibald, L. M. D. (2008). Working memory and learning in children with developmental coordination disorder and specific language impairment. *Journal of Learning Disabilities, 41,* 251–262. http://doi.org/10.1177/0022219408315815

Amelang, M. & Schmidt-Atzert, L. (2006). *Psychologische Diagnostik und Intervention* (4., vollst. überarb. u. erw. Aufl.). Heidelberg: Springer. http://doi.org/10.1007/3-540-28507-5

American Psychiatric Association (APA). (2015). *Diagnostisches und Statistisches Manual Psychischer Störungen – DSM-5®* (deutsche Ausgabe herausgegeben von Peter Falkai und Hans-Ulrich Wittchen, mitherausgegeben von Manfred Döpfner, Wolfgang Gaebel, Wolfgang Maier, Winfried Rief, Henning Saß und Michael Zaudig). Göttingen: Hogrefe.

Angermaier, M. J. W. (1977). *Psycholinguistischer Entwicklungstest* (2., korrig. Aufl.). Weinheim: Beltz.

Angermaier, M. J. W. (2007). *Entwicklungstest Sprache für Kinder von 4 bis 8 Jahren (ETS 4-8).* Frankfurt am Main: Pearson Assessment.

Arbeitsgemeinschaft der Wissenschaftlichen Medizinischen Fachgesellschaften e.V. (AWMF). (2013). *Diagnostik von Sprachentwicklungsstörungen (SES) unter Berücksichtigung umschriebener Sprachentwicklungsstörungen (USES).* Zugriff am 08.01.2016. Verfügbar unter: http://www.awmf.org/leitlinien/detail/ll/049-006.html

Barrett, M. (1999). An introduction to the nature of language and to the central themes and issues in the study of language development. In M. Barrett (Ed.), *The development of language* (pp. 1–24). Hove: Psychology Press.

Bayley, N. (1993). *Bayley Scales of Infant Development* (2nd ed.). San Antonio: Harcourt.

Beck, L., Kumschick, I. R., Eid, M. & Klann-Delius, G. (2012). Relationship between language competence and emotional competence in middle childhood. *Emotion, 12,* 503–514. http://doi.org/10.1037/a0026320

Beier, J. & Siegmüller, J. (2013). Kindliche Wortfindungsstörungen. In S. Ringmann & J. Siegmüller (Hrsg.), *Handbuch Spracherwerb und Sprachentwicklungsstörungen. Schuleingangsphase* (S. 79–102). München: Elsevier.

Bierhoff, H. W. & Petermann, F. (2014). *Forschungsmethoden der Psychologie*. Göttingen: Hogrefe.

Birnholz, J. C. & Benacerraf, B. R. (1983). The development of human fetal hearing. *Science, 222,* 516–518. http://doi.org/10.1126/science.6623091

Birkel, P. (2007). *Weingartener Grundwortschatz Rechtschreib-Test für zweite und dritte Klassen (WRT 2+)* (2., neu normierte u. vollst. überarb. Aufl.). Göttingen: Hogrefe.

Bishop, D. V. M. (2003). *Test for Reception of Grammar-2 (TROG-2).* London: Harcourt.

Bishop, D. V. M. (2014). Ten questions about terminology for children with unexplained language problems. *International Journal of Language and Communication Disorders, 49,* 381–415. http://doi.org/10.1111/1460-6984.12101

Bishop, D. V. M. & McDonald, D. (2009). Identifying language impairment in children: combining language test scores with parental report. *International Journal of Language & Communication Disorders, 44,* 600–615. http://doi.org/10.1080/13682820802259662

Bock, V., Rosanowski, F. & Gräßel, E. (2007). Körperliche Beschwerden bei Müttern von Kindern mit Sprachentwicklungsstörungen. *HNO, 55,* 653–660. http://doi.org/10.1007/s00106-006-1532-2

Bockmann, A.-K. & Kiese-Himmel, C. (2012). *Eltern Antworten – Revision. Elternfragebogen zur Wortschatzentwicklung im frühen Kindesalter (ELAN-R).* Göttingen: Hogrefe.

Bockmann, A., Machmer, A. M., Radtke, E. & Buschmann, A. (2013). Beratungspraxis und elterlicher Umgang bei Mehrsprachigkeit. *Sprache Stimme Gehör, 37,* e13–e19.

Botting, N., Simkin, Z. & Conti-Ramsden, G. (2006). Associated reading skills in children with a history of specific language impairment. *Reading and Writing, 19,* 77–98. http://doi.org/10.1007/s11145-005-4322-4

Brinkmann, M. (2015). *Die verbale Entwicklungsdyspraxie – Definition, Diagnostik und Therapie.* Hamburg: Diplomica.

Brownlie, E. B., Beitchman, J. H., Escobar, M., Young, A., Atkinson, L., Johnson, C. et al. (2004). Early language impairment and young adult development an aggressive behavior. *Journal of Abnormal Child Psychology, 32,* 453–467. http://doi.org/10.1023/B:JACP.0000030297.91759.74

Bühner, M. (2010). *Einführung in die Test- und Fragebogenkonstruktion* (3. akt. Aufl.). München: Pearson.

Caspar, U. & Leyendecker, B. (2011). Deutsch als Zweitsprache. *Zeitschrift für Entwicklungspsychologie und Pädagogische Psychologie, 43,* 118–132. http://doi.org/10.1026/0049-8637/a000046

Centraal Instituut voor Toetsontwikkeling (Cito). (2014). *CITO-Sprachtest Version 3. Digitale Sprachstandfeststellung im Elementarbereich.* Solingen: Cito Deutschland.

Centraal Instituut voor Toetsontwikkeling (Cito) Deutschland. (o. J.). *Datenblatt: Cito-Sprachtest Version 3.* Zugriff am 30. 03. 2016. Verfügbar unter: http://www.de.cito.com/~/media/cito_de/leistungen_und_produkte/sprachtest/cito_sprachtest_wissenschaftlicher_bericht.ashx

Chilla, S. (2011). Sukzessive Mehrsprachigkeit und spezifische Sprachentwicklungsstörungen. In J. Siegmüller & H. Bartels (Hrsg.), *Leitfaden Sprache Sprechen Stimme Schlucken* (3. Aufl.; S. 98–99). München: Elsevier.

Chilla, S. (2014). Grundfragen der Diagnostik im Kontext von Mehrsprachigkeit und Synopse diagnostischer Verfahren. In S. Chilla & S. Haberzettl (Hrsg.), *Handbuch Spracherwerb und Sprachentwicklungsstörungen. Mehrsprachigkeit* (S. 57–72). München: Elsevier.

Chilla, S., Rothweiler, M. & Babur, E. (2010). *Kindliche Mehrsprachigkeit. Grundlagen – Störungen – Diagnostik.* München: Reinhardt.

Cleland, J., Wood, S., Hardcastle, W., Wishart, J. & Timmins, C. (2010). Relationship between speech, oromotor, language and cognitive abilities in children with Down's Syndrome. *International Journal of Communication Disorders, 45,* 83–95. http://doi.org/10.3109/13682820902745453

Conti-Ramsden, G. & Botting, N. (2008). Emotional health in adolescents with and without a history of specific language impairment (SLI). *Journal of Child Psychology and Psychiatry, 49,* 516–525. http://doi.org/10.1111/j.1469-7610.2007.01858.x

Curtiss, S. (1977). *Genie: a psycholinguistic study of a modern „wild child".* New York: Academic Press.

DeCasper, A. J. & Fifer, W. P. (1980). Of human bonding: newborns prefer their mothers' voices. *Science, 208,* 1174–1176. http://doi.org/10.1126/science.7375928

DeCasper, A. J., Lecanuet, J.-P., Busnel, M.-C., Granier-Deferre, C. & Maugeais, R. (1994). Fetal reactions to recurrent maternal speech. *Infant Behavior and Development, 17,* 159–164. http://doi.org/10.1016/0163-6383(94)90051-5

De Houwer, A. (2009). *Bilingual first language acquisition.* Bristol: Multilingual Matters.

De Lamo White, C. & Jin, L. (2011). Evaluation of speech and language assessment approaches with bilingual children. *International Journal of Language and Communication Disorders, 46,* 613–627. http://doi.org/10.1111/j.1460-6984.2011.00049.x

Dohmen, A., Dewart, H. & Summers, S. (2009). *Das Pragmatische Profil. Analyse kommunikativer Fähigkeiten von Kindern*. München: Elsevier.
Döpfner, M., Görtz-Dorten, A. & Lehmkuhl, G. (2008). *Diagnostik-System für psychische Störungen nach ICD-10 und DSM-IV für Kinder und Jugendliche – II (DISYPS-II)*. Bern: Huber.
Duindam, T., Konak, Ö. & Kamphuis, F. (2010). *Sprachtest. Wissenschaftlicher Bericht*. Butzbach: Cito Deutschland GmbH.
Durkin, K. & Conti-Ramsden, G. (2010). Young people with specific language impairment: a review of social and emotional functioning in adolescence. *Child Language Teaching and Therapy, 26,* 105–121. http://doi.org/10.1177/0265659010368750
Ehlich, K., Bredel, U. & Reich, H.H. (2008). Sprachaneignung – Prozesse und Modelle. In K. Ehlich, U. Bredel & H.H. Reich (Hrsg.), *Referenzrahmen zur altersspezifischen Sprachaneignung* (S. 9–34). Bonn: Bundesministerium für Bildung und Forschung.
Esser, G. & Petermann, F. (2010). *Entwicklungsdiagnostik*. Göttingen: Hogrefe.
Esser, G. & Wyschkon, A. (2010). *Potsdam-Illinois Test für Psycholinguistische Fähigkeiten (P-ITPA)*. Göttingen: Hogrefe.
Falk, S., Bredel, U. & Reich, H.H. (2008). Phonische Basisqualifikation. In K. Ehlich, U. Bredel & H.H. Reich (Hrsg.), *Referenzrahmen zur altersspezifischen Sprachaneignung* (S. 35–40). Bonn: Bundesministerium für Bildung und Forschung.
Fisseni, H.J. (2004). *Lehrbuch der psychologischen Diagnostik* (3., überarb. u. erw. Aufl.). Göttingen: Hogrefe.
Fox, A.V. (2011). *Kindliche Aussprachestörungen. Phonologischer Erwerb, Differentialdiagnostik, Therapie* (6. Aufl.). Idstein: Schulz-Kirchner.
Fox, A.V. (Hrsg.). (2013). *Test zur Überprüfung des Grammatikverständnisses (TROG-D)* (6. Aufl.). Idstein: Schulz-Kirchner.
Fox, A.V., Dodd, B. & Howard, D. (2002). Risk factors of speech disorders in children. *International Journal of Language and Communication Disorders, 37,* 117–131. http://doi.org/10.1080/13682820110116776
Fox-Boyer, A.V. (2014a). Aussprachestörungen im Deutschen. In A. Fox-Boyer (Hrsg.), *Handbuch Spracherwerb und Sprachentwicklungsstörungen. Kindergartenphase* (S. 41–54). München: Elsevier.
Fox-Boyer, A.V. (2014b). *Psycholinguistische Analyse kindlicher Aussprachestörungen – II (PLAKSS-II)* (4. Aufl.). Frankfurt am Main: Pearson Assessment.
Fox-Boyer, A.V., Glück, C.W., Elsing, C.E. & Siegmüller, J. (2014). Erwerb von Phonologie, Lexikon und Grammatik bei Kindern im Alter von 3;0–5;0 Jahren. In A.V. Fox-Boyer (Hrsg.), *Handbuch Spracherwerb und Sprachentwicklungsstörungen. Kindergartenphase* (S. 3–23). München: Elsevier.
Fricke, S. & Schäfer, B. (2008). *Test für phonologische Bewusstheitsfähigkeiten*. Idstein: Schulz-Kirchner.
Friederici, A.D. (2006). The neuronal basis of language development and its impairment. *Neuron, 52,* 941–952. http://doi.org/10.1016/j.neuron.2006.12.002
Fromkin, V., Krashen, S., Curtiss, S., Rigler, D. & Rigler, M. (1974). The development of language in Genie: a case of language acquisition beyond the „critical period". *Brain and Language, 1,* 81–107. http://doi.org/10.1016/0093-934X(74)90027-3
Gemeinsamer Bundesausschuss (G-BA). (2011a). *Richtlinie über die Verordnung von Heilmitteln in der vertragsärztlichen Versorgung (Rahmenrichtlinie)*. Zugriff am 01.02.2016. Verfügbar unter: https://www.g-ba.de/informationen/richtlinien/12/
Gemeinsamer Bundesausschuss (G-BA). (2011b). *Zuordnung der Heilmittel zu Indikationen (Heilmittelkatalog)*. Zugriff am 01.02.2016. Verfügbar unter: https://www.g-ba.de/informationen/richtlinien/12/
Gibson, J., Adams, C., Lockton, E. & Green, J. (2013). Social communication disorder outside autism? A diagnostic classification approach to delineating pragmatic language impairment, high functioning autism and specific language impairment. *Journal of Child Psychology and Psychiatry, 54,* 1186–1197. http://doi.org/10.1111/jcpp.12079

Glascoe, F.P. & Leew, S. (2010). Parenting behaviors, perception, and psychosocial risk: impacts on young children's development. *Pediatrics, 125,* 313–319. http://doi.org/10.1542/peds.2008-3129

Glück, C.W. (2011). *Wortschatz- und Wortfindungstest für 6- bis 10-Jährige (WWT 6-10).* (2., überarb. Aufl.). München: Elsevier.

Glück, C.W. & Elsing, C. (2014). Gestörte Lexikonentwicklung. In A. Fox-Boyer (Hrsg.), *Handbuch Spracherwerb und Sprachentwicklungsstörungen. Kindergartenphase* (S. 73–85). München: Elsevier.

Goldammer, A. von, Mähler, C., Bockmann, A.-K. & Hasselhorn, M. (2010). Vorhersage früher Schriftsprachleistungen aus vorschulischen Kompetenzen der Sprache und der phonologischen Informationsverarbeitung. *Zeitschrift für Entwicklungspsychologie und Pädagogische Psychologie, 42,* 48–56. http://doi.org/10.1026/0049-8637/a000005

Goodman, R. (1997). The Strength and Difficulties Questionnaire: A research note. *The Journal of Child Psychology and Psychiatry, 38,* 581–586. http://doi.org/10.1111/j.1469-7610.1997.tb01545.x

Gräßel, E., Bock, V. & Rosanowski, F. (2007). Bedingungen des Erlebens der Mütter von Kindern mit Sprachentwicklungsstörungen. *HNO, 55,* 575–582. http://doi.org/10.1007/s00106-006-1473-9

Grimm, H. (2003). *Sprachscreening für das Vorschulalter (SSV). Kurzform des SETK 3-5.* Göttingen: Hogrefe.

Grimm, H. (2012). *Störungen der Sprachentwicklung. Grundlagen – Ursachen – Diagnose – Intervention – Prävention* (3., überarb. Aufl.). Göttingen: Hogrefe.

Grimm, H. (2015). *Sprachentwicklungstest für drei- bis fünfjährige Kinder (3;0–5;11 Jahre) (SETK 3-5). Diagnose von Sprachverarbeitungsfähigkeiten und auditiven Gedächtnisleistungen* (3., überarb. u. neu normierte Aufl.). Göttingen: Hogrefe.

Grimm, H. (2016). *Sprachentwicklungstest für zweijährige Kinder (2;0–2;11 Jahre) (SETK-2). Diagnose rezeptiver und produktiver Sprachverarbeitungsfähigkeiten* (2., überarb. u. neu normierte Aufl.). Göttingen: Hogrefe.

Grimm, H. & Doil, H. (2006). *Elternfragebögen für die Früherkennung von Risikokindern (ELFRA)* (2., überarb. u. erw. Aufl.). Göttingen: Hogrefe.

Guckelsberger, S. & Reich, H.H. (2008). Diskursive Basisqualifikation. In K. Ehlich, U. Bredel & H.H. Reich (Hrsg.), *Referenzrahmen zur altersspezifischen Sprachaneignung* (S. 83–94). Bonn: Bundesministerium für Bildung und Forschung.

Haberzettl, S. (2014). Zweitspracherwerb und Mehrsprachigkeit bei Kindern und Jugendlichen in der Migrationsgesellschaft. In S. Chilla & S. Haberzettl (Hrsg.), *Handbuch Spracherwerb und Sprachentwicklungsstörungen. Mehrsprachigkeit* (S. 3–18). München: Elsevier.

Hachul, C. (2015). Frühe Auffälligkeiten der Sprachentwicklung. In S. Sachse (Hrsg.). *Handbuch Spracherwerb und Sprachentwicklungsstörungen – Kleinkindphase* (S. 81–99). München: Elsevier.

Hacker, D. & Wilgermein, H. (2009). Aussprachestörungen (Phonetik, Phonologie). In M. Grohnfeldt (Hrsg.), *Lehrbuch der Sprachheilpädagogik und Logopädie* (Bd 3; 2., überarb. Aufl.; S. 151–162). Stuttgart: Kohlhammer.

Heidler, M.-D. (2008). Aufmerksamkeit und Sprachverarbeitung. *Sprache Stimme Gehör, 32,* 74–85. http://doi.org/10.1055/s-2008-1077072

Helland, W.A., Lundervold, A.J., Heimann, M. & Posserud, M.-B. (2014). Stable associations between behavioral problems and language impairments across childhood – the importance of pragmatic language problems. *Research in Developmental Disabilities, 35,* 943–951. http://doi.org/10.1016/j.ridd.2014.02.016

Henry, L.A., Messer, D.J. & Nash, G. (2012). Executive functioning in children with specific language impairment. *Journal of Child Psychology and Psychiatry, 53,* 37–45. http://doi.org/10.1111/j.1469-7610.2011.02430.x

Hill, E.L. (2001). Non-specific nature of specific language impairment: a review of the literature with regard to concomitant motor impairments. *International Journal of Lan-*

guage and Communication Disorders, 36, 149–171. http://doi.org/10.1080/1368282001 0019874

Hogan, A., Shipley, M., Strazdins, L., Purcell, A. & Baker, E. (2011). Communication and behavioural disorders among children with hearing loss increases risk of mental health disorders. *Australian and New Zealand Journal of Public Health, 35,* 377–383. http://doi.org/10.1111/j.1753-6405.2011.00744.x

Holler-Zittlau, I. (2003). Vom Stolperweg zum Meilen Stein – Kinder auf dem Weg zur Schrift zwischen individuellen Lernvoraussetzungen und schulischen Anforderungen: Ein Beitrag zum ‚Marburger Modell' für den Schriftspracherwerb. In G. Ricken, A. Fritz & C. Hofmann (Hrsg.), *Diagnose: Sonderpädagogischer Förderbedarf* (S. 307–327). Lengerich: Pabst.

Houston, D. M. & Jusczyk, P. W. (2003). Infants' long-term memory for the sound patterns of words and voices. *Journal of Experimental Psychology, 29,* 1143–1154. http://doi.org/10.1037/0096-1523.29.6.1143

Hutchinson, E., Bavin, E., Efron, D. & Sciberras, E. (2012). A comparison of working memory profiles in school-aged children with specific language impairment, attention deficit/hyperactivity disorder, comorbid SLI and ADHD and their typically developing peers. *Child Neuropsychology, 18,* 190–207. http://doi.org/10.1080/09297049.2011.601288

Institut für Qualität und Wirtschaftlichkeit im Gesundheitswesen (IQWiG). (2009). *Früherkennungsuntersuchung auf umschriebene Entwicklungsstörungen des Sprechens und der Sprache.* Zugriff am 16.01.2016. Verfügbar unter: https://www.iqwig.de/download/S06-01_Abschlussbericht_Frueherkennung_umschriebener_Stoerungen_des_Sprechens_und_der_Sprache.pdf

Jardri, R., Pins, D., Houfflin-Debarge, V., Chaffiotte, C., Rocourt, N., Pruvo, J.-P. et al. (2008). Fetal cortical activation to sound at 33 weeks of gestation: a functional MRI study. *NeuroImage, 42,* 10–18. http://doi.org/10.1016/j.neuroimage.2008.04.247

Jungmann, T., Koch, K. & Etzien, M. (2013). Effektivität alltagsintegrierter Sprachförderung bei ein- und mehrsprachig aufwachsenden Vorschulkindern. *Frühe Bildung, 2,* 110–121. http://doi.org/10.1026/2191-9186/a000098

Jüttner, A.-K. & Koch, K. (2012). Sprachförderprogramme in der Kita – Ergebnisse einer Evaluation. *Kindergarten heute, 42,* 26–31.

Kannengieser, S. (2012). *Sprachentwicklungsstörungen. Grundlagen, Diagnostik und Therapie* (2., akt. u. erw. Aufl.). München: Elsevier.

Kany, W. & Schöler, H. (2014). Merkmale und Ausschlusskriterien einer spezifischen Sprachentwicklungsstörung (SSES). In A. Fox-Boyer (Hrsg.), *Handbuch Spracherwerb und Sprachentwicklungsstörungen. Kindergartenphase* (S. 89–100). München: Elsevier.

Kauschke, C. (2003). Entwicklung, Störungen und Diagnostik lexikalischer Prozesse – Wortverständnis und Wortproduktion. *Sprache Stimme Gehör, 27,* 110–118. http://doi.org/10.1055/s-2003-42535

Kauschke, C. (2011). Lexikalische Störungen. In J. Siegmüller & H. Bartels (Hrsg.), *Leitfaden Sprache Sprechen Stimme Schlucken* (3., völl. überarb. Aufl., S. 56–59). München: Elsevier.

Kauschke, C. (2015). Frühe Entwicklung lexikalischer und grammatikalischer Fähigkeiten. In S. Sachse (Hrsg.), *Handbuch Spracherwerb und Sprachentwicklungsstörungen. Kleinkindphase* (S. 3–14). München: Elsevier.

Kauschke, C., Fauck, A. & Nachbarschulte, A. (2010). Zur hierarchischen Organisation des mentalen Lexikons bei Kindern mit spezifischer Sprachentwicklungsstörung. *Sprache Stimme Gehör, 34,* 228–236. http://doi.org/10.1055/s-0030-1268421

Kauschke, C., Lee, H.-W. & Pae, S. (2007). Erscheinungsweisen der spezifischen Sprachentwicklungsstörungen im Sprachvergleich – sprachübergreifende oder sprachunabhängige Merkmale? *Sprache Stimme Gehör, 31,* 79–83. http://doi.org/10.1055/s-2007-95 8632

Kauschke, C. & Siegmüller, J. (2010). *Patholinguistische Diagnostik bei Sprachentwicklungsstörungen (PDSS)* (2. Aufl.). München: Elsevier.

Kemp, R.F., Bredel, U. & Reich, H.H. (2008). Morphologisch-syntaktische Basisqualifikation. In K. Ehlich, U. Bredel & H.H. Reich (Hrsg.), *Referenzrahmen zur altersspezifischen Sprachaneignung* (S. 63–82). Bonn: Bundesministerium für Bildung und Forschung.

Keilmann, A., Braun, L. & Schöler, H. (2005). Diagnostik und Differenzierung sprachentwicklungsgestörter Kinder. Welche Rolle spielt das Merkmal Intelligenz? *HNO, 53,* 268–284. http://doi.org/10.1007/s00106-004-1115-z

Kiese-Himmel, C. (2005). *Aktiver Wortschatztest für 3- bis 5-jährige Kinder – Revision (AWST-R).* Göttingen: Hogrefe.

Kiese-Himmel, C. (2009). Sprechen und Sprache sowie konsekutive Störungen bei Kindern mit permanenten unilateralen sensorineuralen Hörstörungen. *Sprache Stimme Gehör, 33,* 116–120. http://doi.org/10.1055/s-0029-1234079

Kiese-Himmel, C., Sellner, L. & Bockmann, A-K. (2013). Der frühe expressive Wortschatzumfang simultan mehrsprachig aufwachsender Kinder – ein diagnostisch relevantes Kriterium? *Das Gesundheitswesen, 75,* 496–499. http://doi.org/10.1055/s-0032-133 1242

Klicpera, C., Schabmann, A. & Gasteiger-Klicpera, B. (2013). *Legasthenie – LRS* (4., akt. Aufl.). München: Reinhardt.

Knox, E. & Conti-Ramsden, G. (2003). Bullying risks of 11-year-old children with specific language impairment (SLI): does school placement matter? *International Journal of Language & Communication Disorders, 38,* 1–12. http://doi.org/10.1080/13682820 304817

Koglin, U., Fröhlich, L .P., Metz, D. & Petermann, F. (2008). Elternbezogene Förderung der phonologischen Bewusstheit im Kindergartenalter. *Kindheit und Entwicklung, 17,* 173–181. http://doi.org/10.1026/0942-5403.17.3.173

Kölliker Funk, M. (2015). Störungen der Kommunikation. In J. Siegmüller & H. Bartels (Hrsg.), *Leitfaden Sprache Sprechen Stimme Schlucken* (4., erw. Aufl.; S. 87–89). München: Elsevier.

Komor, A. & Reich, H.H. (2008). Semantische Basisqualifikation. In K. Ehlich, U. Bredel & H.H. Reich (Hrsg.), *Referenzrahmen zur altersspezifischen Sprachaneignung* (S. 49–62). Bonn: Bundesministerium für Bildung und Forschung.

Konopatsch, S. (2011). Phonologische Störungen. In J. Siegmüller & H. Bartels (Hrsg.), *Leitfaden Sprache Sprechen Stimme Schlucken* (3., völl. überarb. Aufl., S. 114–124). München: Elsevier.

Lenhard, W. & Schneider, W. (2006). *Ein Leseverständnistest für Erst- bis Sechstklässler (ELFE 1-6).* Göttingen: Hogrefe.

Leonard, L.B. (2014). Specific language impairment across languages. *Child Development Perspectives, 8,* 1–5. http://doi.org/10.1111/cdep.12053

Leonard, L.B., Weismer, S.E., Miller, C.A., Francis, D.J., Tomblin, J.B. & Kail, R.V. (2007). Speed of processing, working memory, and language impairment in children. *Journal of Speech, Language, and Hearing Research, 50,* 408–428. http://doi.org/10.1044/1092-4388(2007/029)

Lienert, G.A. & Raatz, U. (1998). *Testaufbau und Testanalyse* (6. Aufl.). Weinheim: Beltz.

Lohaus, A. & Vierhaus, M. (2015). *Entwicklungspsychologie des Kindes- und Jugendalters für Bachelor* (3., überarb. Aufl.). Heidelberg: Springer.

Lüke, C. (2011). Sprachdiagnostik bei mehrsprachigen Schulkindern. *LOGOS interdisziplinär, 19,* 164–172.

Macha, T. & Petermann, F. (2006). Psychologische Tests in der Pädiatrie. *Monatsschrift Kinderheilkunde,154,* 298–313. http://doi.org/10.1007/s00112-006-1309-4

Macha, T. & Petermann, F. (2013). Objektivität von Entwicklungstests zur Standardisierung der entwicklungsdiagnostischen Befunderhebung. *Diagnostica, 39,* 183–191. http://doi.org/10.1026/0012-1924/a000094

Macha, T., Proske, A. & Petermann, F. (2005). Validität von Entwicklungstests. *Kindheit und Entwicklung, 14,* 150–162. http://doi.org/10.1026/0942-5403.14.3.150

Martens, M. A., Wilson, S. J. & Reutens, D. C. (2008). Williams syndrome: a critical review of the cognitive, behavioral, and neuroanatomical phenotype. *Journal of Child Psychology and Psychiatry, 49,* 576–608. http://doi.org/10.1111/j.1469-7610.2008.01887.x

Martinussen, R. & Tannock, R. (2006). Working memory impairments in children with attention-deficit hyperactivity disorder with and without comorbid language learning disorders. *Journal of Clinical and Experimental Neuropsychology, 28,* 1073–1094. http://doi.org/10.1080/13803390500205700

Meisel, J. M. (2007). Mehrsprachigkeit in der frühen Kindheit: Zur Rolle des Alters bei Erwerbsbeginn. In T. Anstatt (Hrsg.), *Mehrsprachigkeit bei Kindern und Erwachsenen* (S. 93–113). Tübingen: Attempto.

Melchers, P. & Preuss, U. (2009). *Kaufman Assessment Battery for Children (K-ABC)* (8., unveränd. Aufl.). Frankfurt am Main: Pearson Assessment.

Melzer, J., Rißling, J.-K. & Petermann, F. (2015). Einfluss der nonverbalen Intelligenz und des Migrationshintergrundes auf die sprachlichen Fähigkeiten. *Das Gesundheitswesen, 77,* 793–798. http://doi.org/10.1055/s-0035-1564148

Melzer, J., Rißling, J.-K. & Petermann, F. (2016). Kognitive Kompetenzen und Sprachentwicklung bei Kindern im Alter zwischen vier und fünf Jahren. *Zeitschrift für Neuropsychologie, 27,* 37–51. http://doi.org/10.1024/1016-264X/a000170

Messer, D. & Dockrell, J. E. (2013). Children with word finding difficulties: continuities and profiles of abilities. *First Language, 33,* 433–448. http://doi.org/10.1177/0142723713493345

Metz, D., Belhadj Kouider, E., Karpinski, N. & Petermann, F. (2011). Die Validität des Sprachstandserhebungstests für fünf- bis zehnjährige Kinder (SET 5-10): Erste Analysen. *Das Gesundheitswesen, 73,* 637–643. http://doi.org/10.1055/s-0031-1285861

Metz, D., Fröhlich, L. P. & Petermann, F. (2009). Sprachstandserhebungsverfahren für Fünf- bis Zehnjährige (SET 5-10). Konstruktion und Analyse. *Kindheit und Entwicklung, 18,* 194–203. http://doi.org/10.1026/0942-5403.18.4.194

Metz, D. & Petermann, F. (2010). Sprachdiagnostik und -förderung im Grundschulalter. *Monatsschrift Kinderheilkunde, 158,* 1125–1136. http://doi.org/10.1007/s00112-010-2295-0

Metz, D., Rißling, J.-K., Karpinski, N. & Petermann, F. (2011). Erste Analysen zur Kriteriumsvalidität des Sprachstandserhebungstests für Kinder im Alter zwischen 5 und 10 Jahren (SET 5-10). *Sprache Stimme Gehör, 35,* 216–221. http://doi.org/10.1055/s-0031-1286313

Möller, D. & Ritterfeld, U. (2010). Spezifische Sprachentwicklungsstörungen und pragmatische Kompetenzen. *Sprache Stimme Gehör, 34,* 84–91. http://doi.org/10.1055/s-0030-1253430

Moosbrugger, H. & Kelava, A. (2012). *Testtheorie und Fragebogenkonstruktion* (2., akt. u. überarb. Aufl.). Heidelberg: Springer. http://doi.org/10.1007/978-3-642-20072-4

Motsch, H.-J. (2011). *Evozierte Diagnostik grammatischer Fähigkeiten für mehrsprachige Kinder (ESGRAF-MK).* München: Reinhardt.

Motsch, H.-J. & Marks, D.-K. (2015). Efficacy of the Lexicon Pirate strategy therapy for improving lexical learning in school-age children: A randomized controlled trial. *Child Language Teaching and Therapy, 31,* 237–255. http://doi.org/10.1177/0265659014564678

Müller, H. M. (2013). *Psycholinguistik – Neurolinguistik.* Paderborn: Fink.

Nation, K. (2008). Developmental language disorders. *Psychiatry, 7,* 266–269. http://doi.org/10.1016/j.mppsy.2008.04.003

Osman, D. A., Shohdi, S. & Adel Aziz, A. (2011). Pragmatic difficulties in children with specific language impairment. *International Journal of Pediatric Otorhinolaryngology, 75,* 171–176. http://doi.org/10.1016/j.ijporl.2010.10.028

Paradis, J. (2010). The interface between bilingual development and specific language impairment. *Applied Psycholinguistics, 31,* 227–252. http://doi.org/10.1017/S0142716409990373

Petermann, F. (2012). *Sprachstandserhebungstest für Kinder im Alter zwischen 5 und 10 Jahren (SET 5-10)* (2., überarb. Aufl.). Göttingen: Hogrefe.

Petermann, F. (Hrsg.). (2014). *Wechsler Nonverbal Scale of Ability (WNV)*. Frankfurt am Main: Pearson Assessment.

Petermann, F. (2015). Alltagsintegrierte Förderung oder Förderprogramme im Vorschulalter? *Frühe Bildung, 4,* 161–164. http://doi.org/10.1026/2191-9186/a000220

Petermann, F. (2016). *Sprachstandserhebungstest für Kinder im Alter zwischen 3 und 5 Jahren (SET 3-5)*. Göttingen: Hogrefe.

Petermann, F. & Daseking, M. (2015). *Diagnostische Erhebungsverfahren*. Göttingen: Hogrefe.

Petermann, F. & Macha, T. (2005). Entwicklungsdiagnostik. *Kindheit und Entwicklung, 14,* 131–139. http://doi.org/10.1026/0942-5403.14.3.131

Petermann, F. & Macha, T. (2015). *Entwicklungstest für Kinder von sechs Monaten bis sechs Jahren – Revision (ET 6-6-R)* (2., korr. Aufl.). Frankfurt am Main: Pearson Assessment.

Petermann, F. & Petermann, U. (Hrsg.). (2011). *Wechsler Intelligence Scale for Children – Fourth Edition (WISC-IV)*. Frankfurt am Main: Pearson Assessment.

Petermann, F. & Rißling, J.-K. (Hrsg.). (2013). *Fallbuch SET 5-10. Der Sprachstandserhebungstest für Kinder im Alter zwischen 5 und 10 Jahren in der Praxis*. Göttingen: Hogrefe.

Petermann, F. & Suchodoletz, W. von (2009). Sprachdiagnostik und Sprachtherapie. *Kindheit und Entwicklung, 18,* 191–193. http://doi.org/10.1026/0942-5403.18.4.191

Petermann, F. & Szagun, G. (2011). Früherkennung von Sprachentwicklungsstörungen. Bedeutet verzögert gleich gestört? *Monatsschrift Kinderheilkunde, 159,* 671–674. http://doi.org/10.1007/s00112-011-2481-8

Ptok, M. (2005). Pragmatische Kommunikationsstörungen bei Kindern. *HNO, 53,* 978–982. http://doi.org/10.1007/s00106-005-1267-5

Ptok, M., Büssing, B., Schwemmle, C. & Lichte, C. (2006). Zur Stabilität der Lautdiskriminationsfähigkeit im Vorschulalter. *HNO, 54,* 635–642. http://doi.org/10.1007/s00106-005-1266-6

Ptok, M. & Eysholdt, U. (2005). Auswirkungen rezidivierender Paukenergüsse auf den Spracherwerb. *HNO, 53,* 71–77. http://doi.org/10.1007/s00106-004-1188-8

Ptok, M., Kühn, D., Jungheim, M., Schwemmle, C. & Miller, S. (2014). Leitliniengerechte Diagnostik von Sprachentwicklungsstörungen. *HNO, 62,* 266–270. http://doi.org/10.1007/s00106-013-2818-9

Ptok, M., Kühn, D. & Miller, S. (2014). Wortschatzerwerb. Konstruktion verschiedener in der Praxis eingesetzter Wortschatztests. *HNO, 62,* 258–265. http://doi.org/10.1007/s00106-014-2857-x

Rauh, H. (2008). Vorgeburtliche Entwicklung und frühe Kindheit. In R. Oerter & L. Montada (Hrsg.), *Entwicklungspsychologie* (6., veränd. Aufl., S. 149–224). Weinheim: Beltz.

Rausch, M. (2013). Schulversorgung und Gesundheitsversorgung für Kinder mit Sprachentwicklungsstörungen. In S. Ringmann & J. Siegmüller (Hrsg.), *Handbuch Spracherwerb und Sprachentwicklungsstörungen. Schuleingangsphase* (S. 267–299). München: Elsevier.

Reilly, S., Tomblin, B., Law, J., McKean, C., Mensah, F. K., Morgan, A. et al. (2014). Specific language impairment: a convenient label for whom? *International Journal of Language and Communication Disorders, 49,* 416–451. http://doi.org/10.1111/1460-6984.12102

Ringmann, S. & Siegmüller, J. (2013). Die Beziehung zwischen Satzgrammatik und Erzählfähigkeit im unauffälligen und auffälligen Spracherwerb. *Forschung Sprache, 1,* 36–50.

Rißling, J.-K., Melzer, J. & Petermann, F. (2015). Sprachentwicklungsstörungen bei monolingualen und mehrsprachig aufwachsenden Kindern. *Kindheit und Entwicklung, 24,* 104–113. http://doi.org/10.1026/0942-5403/a000166

Rißling, J.-K. & Petermann, F. (2012a). Intelligenz und Sprache – Sprachentwicklung bei Kindern mit Intelligenzminderung. *Sprache Stimme Gehör, 36,* 123–127. http://doi.org/10.1055/s-0032-1321726

Rißling, J.-K. & Petermann, F. (2012b). Sprachdiagnostik in der Praxis. *Kinder- und Jugendarzt, 43,* 241–245.

Rißling, J.-K. & Petermann, F. (2013). Kriteriumsvalidität des SET 5-10. *Sprache Stimme Gehör, 37,* 54–58. http://doi.org/10.1055/s-0033-1337918

Rißling, J.-K. & Petermann, F. (2014). Umschriebene Entwicklungsstörungen des Sprechens und der Sprache. *Das Gesundheitswesen, 76,* 681–690. http://doi.org/10.1055/s-0034-1387265

Rißling, J.-K., Waldmann, H.-C. & Petermann, F. (2013). Sprachstandserhebung im Grundschulalter. Sensitivität und Spezifität des SET 5-10. *Zeitschrift für Psychiatrie, Psychologie und Psychotherapie, 61,* 121–125. http://doi.org/10.1024/1661-4747/a000149

Ritterfeld, U. (2007). Elternpartizipation. In H. Schöler & A. Welling (Hrsg.), *Sonderpädagogik der Sprache* (S. 370–396). Göttingen: Hogrefe.

Ronniger, P., Melzer, J., Petermann, F. & Rißling, J.-K. (2016). Klassifikation von Sprachentwicklungsstörungen. *Kindheit und Entwicklung, 25,* 135–144. http://doi.org/10.1026/0942-5403/a000197

Rosenfeld, J. & Kiese-Himmel, C. (2011). Vergleichende Analyse aktueller Untersuchungsinstrumente zur Früherkennung von Sprachentwicklungsretardationen in den pädiatrischen Vorsorgeuntersuchungen U7/U7a. *Das Gesundheitswesen, 73,* 668–679. http://doi.org/10.1055/s-0030-1265192

Rothweiler, M. (2006). The acquisition of V2 and subordinate clauses in early successive acquisition of German. In C. Lleó (Ed.), *Interfaces in multilingualism: Acquisition, representation and processing* (Hamburg Studies on Multilingualism, Vol. 4, pp. 91–113). Amsterdam: Benjamins.

Rothweiler, M., Babur, E. & Kroffke, S. (2007). Spezifische Sprachentwicklungsstörungen im Kontext kindlicher Mehrsprachigkeit – Ergebnisse zur Kasusmorphologie in der Erstsprache Türkisch. *Sprache Stimme Gehör, 31,* 144–150. http://doi.org/10.1055/s-2007-985838

Ruberg, T. & Rothweiler, M. (2012). *Spracherwerb und Sprachförderung in der KiTa.* Stuttgart: Kohlhammer.

Rückert, E. M., Kunze, S., Schillert, M. & Schulte-Körne, G. (2010). Prävention von Lese-Rechtschreibschwierigkeiten. *Kindheit und Entwicklung, 19,* 82–89. http://doi.org/10.1026/0942-5403/a000012

Ruusuvirta, T., Huotilainen, M., Fellman, V. & Näätänen, R. (2004). Newborn human brain identifies repeated auditory feature conjunctions of low sequential probability. *European Journal of Neuroscience, 20*, 2819–2821. http://doi.org/10.1111/j.1460-9568.2004.03734.x

Ryder, N. & Leinonen, E. (2014). Pragmatic language development in language impaired and typically developing children: incorrect answers in context. *Journal of Psycholinguistic Research, 43,* 45–58. http://doi.org/10.1007/s10936-013-9238-6

Sachse, S., Anke, B. & Suchodoletz, W. von (2007). Früherkennung von Sprachentwicklungsstörungen – ein Methodenvergleich. *Zeitschrift für Kinder- und Jugendpsychiatrie und Psychotherapie, 35,* 323–331. http://doi.org/10.1024/1422-4917.35.5.323

Sachse, S. & Suchodoletz, W. von (2008). Early identification of language delay by direct language assessment or parent report? *Journal of Developmental & Behavioral Pediatrics, 29,* 34–41.

Sallat, S. (2014). Versorgung. In A. Fox-Boyer (Hrsg.), *Handbuch Spracherwerb und Sprachentwicklungsstörungen. Kindergartenphase* (S. 207–220). München: Elsevier.

Saß, H., Wittchen, H.-U., Zaudig, M. & Houben, I. (Hrsg.). (2003). *Diagnostisches und Statistisches Manual Psychischer Störungen – Textrevision (DSM-IV-TR).* Göttingen: Hogrefe.

Schäfer, B. (2014). Der Erwerb phonologischer Bewusstheit und ihr Zusammenhang mit anderen sprachlichen Leistungen. In A. Fox-Boyer (Hrsg.), *Handbuch Spracherwerb und Sprachentwicklungsstörungen. Kindergartenphase* (S. 25–38). München: Elsevier.

Schaunig, I., Willinger, U., Diendorfer-Radner, G., Hager, V., Gudrun, J., Sirsch, U. et al. (2004). Parenting Stress Index: Einsatz bei Müttern sprachentwicklungsgestörter Kinder. *Praxis der Kinderpsychologie und Kinderpsychiatrie, 53,* 395–405.

Schoor, U. (2005). Psychologische Grundlagen. In M. Grohnfeldt (Hrsg.), *Lehrbuch der Sprachheilpädagogik und Logopädie* (Bd 1; 2. Aufl.; S. 176–207). Stuttgart: Kohlhammer.

Schrader, F.-W., Helmke, A. & Hosenfeld, I. (2008). Stichwort: Kompetenzentwicklung im Grundschulalter. *Zeitschrift für Erziehungswissenschaft, 11,* 7–29. http://doi.org/10.1007/s11618-008-0001-y

Schrey-Dern, D. (2014). Sprachförderung versus Sprachtherapie – eine Abgrenzung aus logopädischer Sicht. In A. Fox-Boyer (Hrsg.), *Handbuch Spracherwerb und Sprachentwicklungsstörung. Kindergartenphase* (S. 221–233). München: Elsevier.

Schulz, P. (2013). Sprachdiagnostik bei mehrsprachigen Kindern. *Sprache Stimme Gehör, 37,* 191–195. http://doi.org/10.1055/s-0033-1358700

Schulz, P. & Tracy, R. (2011). *Linguistische Sprachstandserhebung – Deutsch als Zweitsprache (LiSe-DaZ).* Göttingen: Hogrefe.

Schwytay, J. (2011). Phonetische Störungen. In J. Siegmüller & H. Bartels (Hrsg.), *Leitfaden Sprache Sprechen Stimme Schlucken* (3., völl. überarb. Aufl., S. 108–114). München: Elsevier.

Siegmüller, J. (2011). Spezifische Sprachentwicklungsstörungen. In J. Siegmüller & H. Bartels (Hrsg.), *Leitfaden Sprache Sprechen Stimme Schlucken* (3., völl. überab. Aufl., S. 54–55). München: Elsevier.

Siegmüller, J. (2013). Kompensierter Dysgrammatismus. In S. Ringmann & J. Siegmüller (Hrsg.), *Handbuch Spracherwerb und Sprachentwicklungsstörungen. Schuleingangsphase* (S. 103–132). München: Elsevier.

Siegmüller, J. (2014). Im Auge des Betrachters – Leitsymptome der Sprachentwicklungsstörung. In A. Fox-Boyer (Hrsg.), *Handbuch Spracherwerb und Sprachentwicklungsstörungen. Kindergartenphase* (S. 117–136). München: Elsevier.

Siegmüller, J., Gnadt, M., Baumann, J., Meyer, S. & Gosewinkel, S. (2016). Diagnostik der Ebenen Syntax und Morphologie. *Sprache, Stimme, Gehör, 40* (02), 82–89. http://doi.org/10.1055/s-0042-100717

Siegmüller, J., Kauschke, C., van Minnen, S. & Bittner, D. (2011). *Test zum Satzverstehen von Kindern (TSVK). Eine profilorientierte Diagnostik der Syntax.* München: Elsevier.

Suchodoletz, W. von (2003). Umschriebene Sprachentwicklungsstörungen. *Monatsschrift Kinderheilkunde, 151,* 31–37. http://doi.org/10.1007/s00112-002-0644-3

Suchodoletz, W. von (2009). Wie wirksam ist Sprachtherapie? *Kindheit und Entwicklung, 18,* 213–221. http://doi.org/10.1026/0942-5403.18.4.213

Suchodoletz, W. von (2010). Möglichkeiten und Grenzen einer Therapie von Entwicklungsstörungen. In W. von Suchodoletz (Hrsg.), *Therapie von Entwicklungsstörungen. Was hilft wirklich?* (S. 1–16). Göttingen: Hogrefe.

Suchodoletz, W. von (2011). Früherkennung von umschriebenen Sprachentwicklungsstörungen. Wann und wie? *Zeitschrift für Kinder- und Jugendpsychiatrie und Psychotherapie, 39,* 377–385. http://doi.org/10.1024/1422-4917/a000136

Suchodoletz, W. von (2012). *Früherkennung von Sprachentwicklungsstörungen. Der SBE-2-KT- und SBE-3-KT für zwei- bzw. dreijährige Kinder.* Stuttgart: Kohlhammer.

Suchodoletz, W. von (2013a). Sprech- und Sprachentwicklungsstörungen. In F. Petermann (Hrsg.), *Lehrbuch der Klinischen Kinderpsychologie* (7., überarb. u. erw. Aufl., S. 229–244). Göttingen: Hogrefe.

Suchodoletz, W. von (2013b). *Sprech- und Sprachstörungen.* Göttingen: Hogrefe.

Suchodoletz, W. von (2015). Elternfragebögen zur Früherkennung von Sprachentwicklungsstörungen. In S. Sachse (Hrsg.). *Handbuch Spracherwerb und Sprachentwicklungsstörungen – Kleinkindphase* (S. 131–145). München: Elsevier.

Suchodoletz, W. von, Kademann, S. & Tippelt, S. (2009). *Sprachbeurteilung durch Eltern. Kurztest für die U7a (SBE-3-KT).* Zugriff am 30. 03. 2016. Verfügbar unter: https://www.ph-heidelberg.de/fileadmin/wp/wp-sachse/SBE-3-KT/SBE-3-KT.pdf

Suchodoletz, W. von & Macharey, G. (2006). Stigmatisierung sprachentwicklungsgestörter Kinder aus der Sicht der Eltern. *Praxis der Kinderpsychologie und Kinderpsychiatrie, 55,* 711–723.

Suchodoletz, W. von & Sachse, S. (2009). *Sprachbeurteilung durch Eltern. Kurztest für die U7 (SBE-2-KT)*. Zugriff am 30. 03. 2016. Verfügbar unter: https://www.ph-heidelberg.de/fileadmin/wp/wp-sachse/SBE-2-KT/SBE-2-KT.pdf

Szagun, G. (2007). Grammatikentwicklung. In H. Schöler & A. Welling (Hrsg.), *Sonderpädagogik der Sprache* (S. 29–42). Göttingen: Hogrefe.

Szagun, G. (2013). *Sprachentwicklung beim Kind* (5., akt. Aufl.). Weinheim: Beltz.

Szagun, G., Stumper, B. & Schramm, S. A. (2009). *Fragebogen zur frühkindlichen Sprachentwicklung (FRAKIS) und FRAKIS-K (Kurzform)*. Frankfurt am Main: Pearson Assessment.

Tellegen, P. J., Laros, J. A. & Petermann, F. (2007). *Non-verbaler Intelligenztest SON-R 2½-7*. Göttingen: Hogrefe.

Thelen, K. (2014). Störungen der Grammatik zwischen 3;0 und 5;0 Jahren. In A. Fox (Hrsg.), *Handbuch Spracherwerb und Sprachentwicklungsstörungen. Kindergartenphase* (S. 55–72). München: Elsevier.

Tomblin, J. B., Records, N. L., Buckwalter, P., Zhang, X., Smith, E. & O'Brien, M. (1997). Prevalence of specific language impairment in kindergarten children. *Journal of Speech Language and Hearing Research, 40,* 1245–1260. http://doi.org/10.1044/jslhr.4006.1245

Trautmann, C. & Reich, H. H. (2008). Pragmatische Basisqualifikationen I und II. In K. Ehlich, U. Bredel & H. H. Reich (Hrsg.), *Referenzrahmen zur altersspezifischen Sprachaneignung* (S. 41–48). Bonn: Bundesministerium für Bildung und Forschung.

Triachi-Hermann, V. (2007). Sprachdiagnostik bei mehrsprachig aufwachsenden Kindern. *Sprache Stimme Gehör, 31,* 151–155. http://doi.org/10.1055/s-2007-985819

Tuller, L., Henry, C., Sizaret, E. & Barthez, M.-A. (2012). Specific language impairment at adolescence: avoiding complexity. *Applied Psycholinguistics, 33,* 161–184. http://doi.org/10.1017/S0142716411000312

Ullrich, K. & Suchodoletz, W. von (2011). Möglichkeiten und Grenzen der Früherkennung von Sprachentwicklungsstörungen. *HNO, 59,* 55–60. http://doi.org/10.1007/s00106-010-2218-3

Verhoeven, L., Steenge, J. & van Balkom, H. (2012). Linguistic transfer in bilingual children with specific language impairment. *International Journal of Language and Communication Disorders, 47,* 176–183. http://doi.org/10.1111/j.1460-6984.2011.00092.x

Voegtline, K. M., Costigan, K. A., Pater, H. A. & DiPietro, J. A. (2013). Near-term fetal response to maternal spoken voice. *Infant Behavior and Development, 36,* 526–533. http://doi.org/10.1016/j.infbeh.2013.05.002

Voet Cornelli, B., Schulz, P. & Tracy, R. (2013). Sprachentwicklungsdiagnostik bei Mehrsprachigkeit. *Monatsschrift Kinderheilkunde, 161,* 911–917. http://doi.org/10.1007/s00112-012-2752-z

Wagner, L. (2008). *Screening der Erstsprachfähigkeit bei Migrantenkindern – Version 2 (SCREEMIK 2)*. München: Eugen Wagner.

Wagner, L. (2009). Zweisprachigkeit und Migration. In M. Grohnfeldt (Hrsg.), *Erscheinungsformen und Störungsbilder* (Lehrbuch der Sprachheilpädagogik und Logopädie, Bd. 2, 3. Aufl., S. 148–159). Stuttgart: Kohlhammer.

Webster, R. I., Erdos, C., Evans, K., Majnemer, A., Kehayia, E., Thordardottir, E. et al. (2006). The clinical spectrum of developmental language impairment in school-aged children: language, cognitive, and motor findings. *Pediatrics, 118,* e1541–e1549. http://doi.org/10.1542/peds.2005-2761

Weinert, S. & Grimm, H. (2008). Sprachentwicklung. In R. Oerter & L. Montada (Hrsg.), *Entwicklungspsychologie* (6., veränd. Aufl., S. 502–534). Weinheim: Beltz.

Weinrich, M. & Zehner, H. (2011). *Phonetische und phonologische Störungen bei Kindern* (4. Aufl.). Berlin: Springer. http://doi.org/10.1007/978-3-642-20028-1

Wirtz, M. (2016). Konstruktvalidität. In F. Petermann, G. Gründer, M. A. Wirtz & J. Strohmer (Hrsg.), *Dorsch – Lexikon der Psychotherapie und Psychopharmakotherapie* (S. 478). Bern: Hogrefe.

World Health Organization (WHO)/Dilling, H., Mombour, W. & Schmidt, M.H. (Hrsg.). (2015). *Internationale Klassifikation psychischer Störungen. ICD-10 Kapitel V (F). Klinisch-diagnostische Leitlinien* (10., überarb. Aufl.). Bern: Hogrefe.

World Health Organization (WHO). (2016). *ICD-11 – 11. Revision der ICD der WHO.* Zugriff am 04.08.2016. Verfügbar unter: http://apps.who.int/classifications/icd11/frozen-2015-05-31/f/en#/http%3a%2f%2fid.who.int%2ficd%2fentity%2f33269655

Yew, S.G.K. & O'Kearney, R. (2013). Emotional and behavioural outcomes later in childhood and adolescence for children with specific language impairments: meta-analysis of controlled prospective studies. *Journal of Child Psychology and Psychiatry, 54,* 516–524. http://doi.org/10.1111/jcpp.12009

Zimmermann, P., Gondan, M. & Fimm, B. (2002). *Testbatterie zur Aufmerksamkeitsprüfung für Kinder (KiTAP).* Herzogenrath: Psytest.

Zorowka, P.G. (2008). Sprachentwicklungsstörungen. *Monatsschrift Kinderheilkunde, 156,* 875–884. http://doi.org/10.1007/s00112-008-1772-1

Anhang

Abkürzungsverzeichnis der Testverfahren		
AWST-R	Aktiver Wortschatztest für 3- bis 5-jährige Kinder – Revision –	Kiese-Himmel (2005)
DISYPS-II	Diagnostik-System für psychische Störungen nach ICD-10 und DSM-IV für Kinder und Jugendliche – II	Döpfner, Görtz-Dorten & Lehmkuhl (2008)
ELAN-R	Eltern Antworten – Revision	Bockmann & Kiese-Himmel (2012)
ELFE 1-6	Leseverständnistest für Erst- bis Sechstklässler	Lenhard & Schneider (2006)
ELFRA	Elternfragebögen für die Früherkennung von Risikokindern	Grimm & Doil (2006)
ESGRAF-MK	Evozierte Diagnostik grammatischer Fähigkeiten für mehrsprachige Kinder	Motsch (2011)
ETS 4-8	Entwicklungstest Sprache für Kinder von 4 bis 8 Jahren	Angermaier (2007)
ET 6-6-R	Entwicklungstest für Kinder von sechs Monaten bis sechs Jahren – Revision	Petermann & Macha (2015)
FRAKIS	Fragebogen zur frühkindlichen Sprachentwicklung	Szagun, Stumper & Schramm (2009)
K-ABC	Kaufman Assessment Battery for Children	deutsche Version: Melchers & Preuss (2009)
KiTAP	Testbatterie zur Aufmerksamkeitsprüfung für Kinder	Zimmermann, Gondan & Fimm (2002)
LiSe-DaZ	Linguistische Sprachstandserhebung – Deutsch als Zweitsprache	Schulz & Tracy (2011)
P-ITPA	Potsdam-Illinois Test für Psycholinguistische Fähigkeiten	Esser & Wyschkon (2010)
PDSS	Patholinguistische Diagnostik bei Sprachentwicklungsstörungen	Kauschke & Siegmüller (2010)
PET	Psycholinguistischer Entwicklungstest	Angermaier (1977)

Abkürzungsverzeichnis der Testverfahren		
PLAKSS-II	Psycholinguistische Analyse kindlicher Aussprache-störungen – II	Fox-Boyer et al. (2014)
SBE-2-KT	Sprachbeurteilung durch Eltern: Kurztest für die U7	von Suchodoletz & Sachse (2009); von Suchodoletz (2012)
SBE-3-KT	Sprachbeurteilung durch Eltern: Kurztest für die U7a	von Suchodoletz, Kade-mann & Tippelt (2009); von Suchodoletz (2012)
SCREEMIK 2	Screening der Erstsprachfähig-keit bei Migrantenkindern	Wagner (2008)
SDQ	Strengths and Difficulties Questionnaire	Goodman (1997)
SETK-2	Sprachentwicklungstest für zweijährige Kinder (2;0–2;11 Jahre)	Grimm (2016)
SETK 3-5	Sprachentwicklungstest für drei- bis fünfjährige Kinder (3;0–5;11 Jahre)	Grimm (2015)
SET 3-5	Sprachstandserhebungstest für Kinder im Alter zwischen 3 und 5 Jahren	Petermann (2016)
SET 5-10	Sprachstandserhebungstest für Kinder im Alter zwischen 5 und 10 Jahren	Petermann (2012)
SSV	Sprachscreening für das Vorschulalter	Grimm (2003)
SON-R 2½-7	Non-verbaler Intelligenztest	deutsche Version: Telle-gen, Laros & Petermann (2007)
TPB	Test für Phonologische Bewusstheitsfähigkeiten	Fricke & Schäfer (2008)
TROG-2	Test for Reception of Grammar	Bishop (2003)
TROG-D	Test zur Überprüfung des Grammatikverständnisses	Fox (2013)

Abkürzungsverzeichnis der Testverfahren		
TSVK	Test zum Satzverstehen von Kindern	Siegmüller, Kauschke, van Minnen & Bittner (2011)
WISC-IV	Wechsler Intelligence Scale for Children	deutsche Version: Petermann & Petermann (2011)
WNV	Wechsler Nonverbal Scale of Ability	deutsche Version: Petermann (2014)
WRT 2+	Weingartener Grundwortschatz Rechtschreib-Test für zweite und dritte Klassen	Birkel (2007)
WWT 6-10	Wortschatz- und Wortfindungstest für 6- bis 10-Jährige	Glück (2011)